U0072054

關節修復

ひざ・腰・肩の痛みがとれる！ 関トレ ビジュアル版

自癒運動

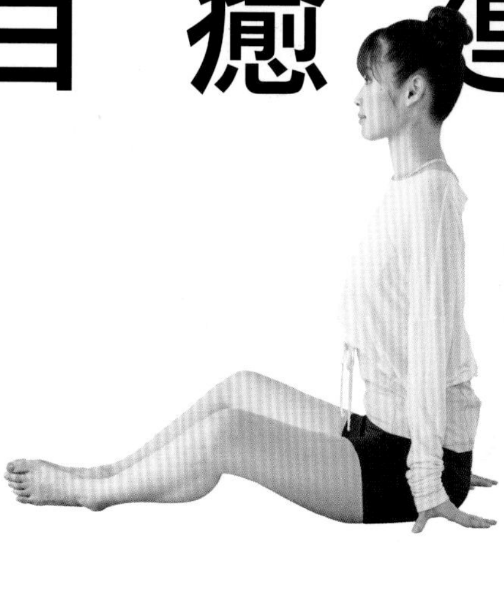

Introduction

關節修復運動是什麼？

針對保護關節的

兩種肌肉

進行集中鍛鍊

的運動

對這樣的人有效！

- ☑ 膝蓋痛！上下樓梯時很吃力
- ☑ 要起身站立或剛起步時會感到不安
- ☑ 腳容易抽筋
- ☑ 早上一起床就覺得脖子痛
- ☑ 肩膀、頸部嚴重僵硬
- ☑ 無法打開保特瓶的瓶蓋
- ☑ 想運動又擔心受傷
- ☑ 最近非常容易感到疲勞
- ☑ 希望身體健朗，活到一百歲都能走

獻給身體關節疼痛或對年老感到不安的所有人！

只靠集中鍛鍊
「偷懶肌」，
就能讓身體正確動作，
並改善疼痛！

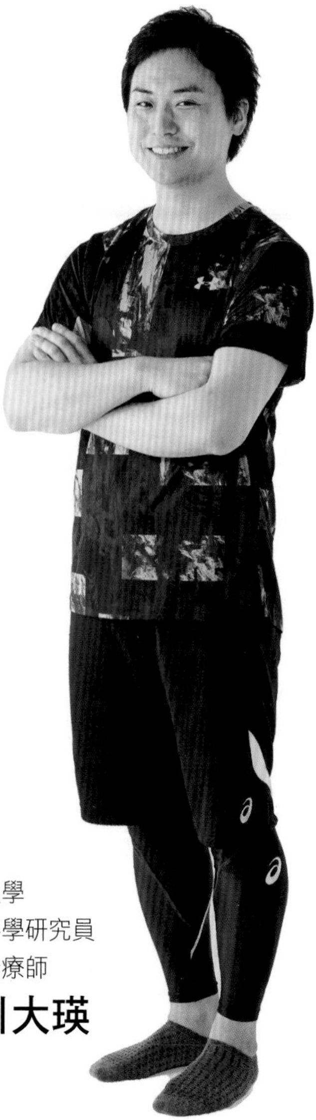

日本大學
人文科學研究員
物理治療師
笹川大瑛

膝蓋痛、腰不舒服、脖子僵硬、肩膀抬不起來、手腕或手指疼痛……。

隨著年齡的增加，關節的煩惱也跟著變多。但是，我幾乎沒聽說過，有人在現今的醫院治療中完全治好關節的疼痛。從多數人的情況來看，不論是靠注射消除水腫，或施以電流、貼藥布，就只有暫時性的效果，甚至是完全沒效。

為什麼會這樣呢？這是因為最根本的問題並沒有被解決。根本問題指的是——用來支撐、保護關節，並讓關節能正常運作的肌肉正在萎縮，以致無法順利伸展、發揮原本的功能。

那麼只要鍛鍊肌肉就好了嗎？不是的。就算做了肌肉訓練，也不能鍛鍊到維持關節健全的肌肉，甚至只會讓你更痛而已！

所以，到底應該怎麼做才好呢？關於這個問題的答案，我已經在不斷的假設與驗證中得到解答。

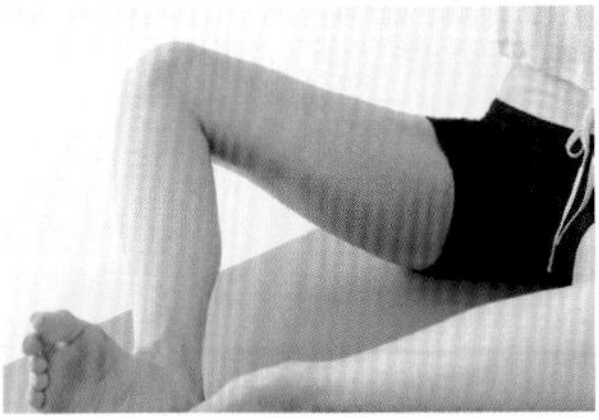

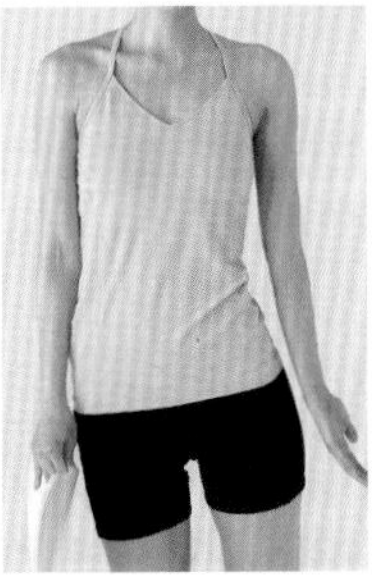

我是一名物理治療師。在大阪與東京的醫院從事復健治療工作後，為了進一步的研究，到日本大學攻讀關於運動與體能訓練的教育學碩士。現在，一方面對全國的醫療人員進行技術指導；另一方面也同時擔任首席運動選手們的教練。

在不斷的研究與實踐中，我發現身體有六個關節處需要特別鍛鍊。這六個關節分別位於：膝蓋、腰（髖關節）、腳踝、肩胛骨、肩膀、手腕。這些關節都是讓身體順利移動或施展動作的關鍵，也因此，與為數眾多的肌肉群有密切的關聯。而每一個關節分別有兩個讓它維持穩定、保護它不受傷害的重要肌肉。那便是：內收肌、膕旁內肌（半腱肌、半膜肌）、髂腰肌、腹橫肌、脛後肌、腓骨肌、菱形肌、前鋸肌、肩胛下肌、肱三頭肌、橈側屈腕肌、尺側屈腕肌。

大多數人可能會說：「我完全沒聽過這些肌肉！」這也是理所當然的，因為這些肌肉在動作

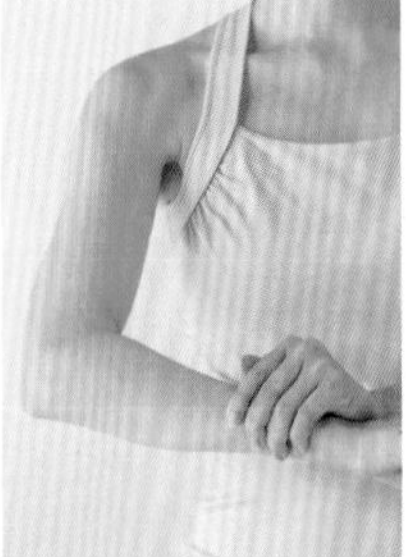

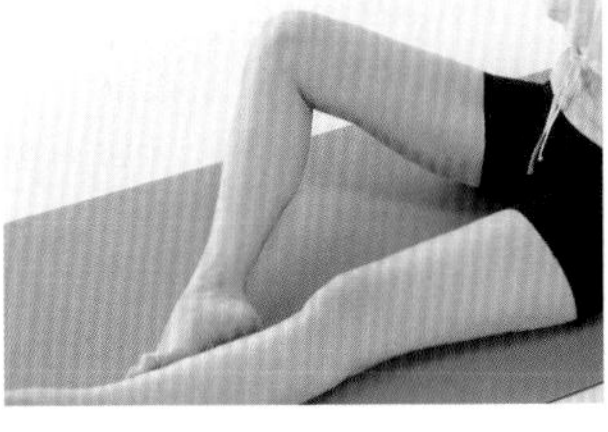

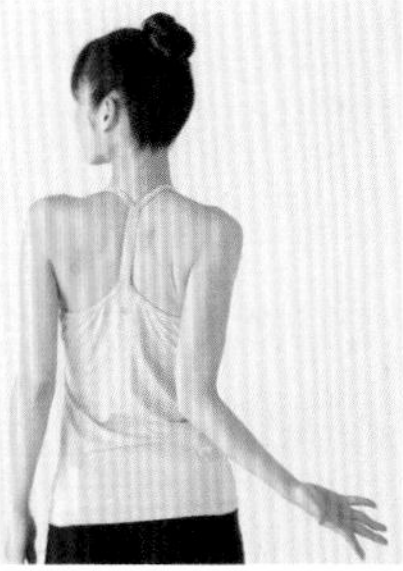

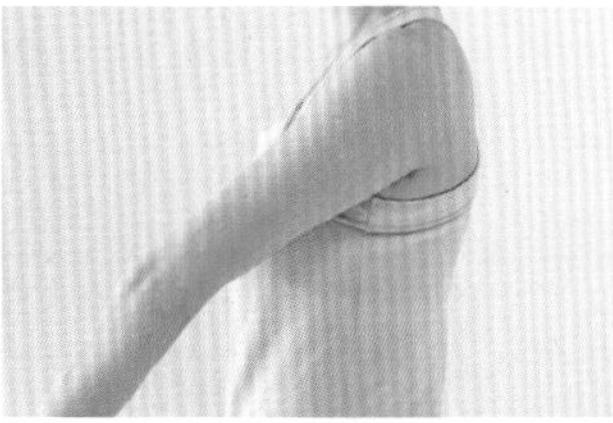

時，我們幾乎都感覺不到，它們也不是什麼多大的肌肉。況且這些肌肉都具有容易偷懶的特性。由於人們總是傾向於使用「容易用的肌肉」，因此這些「愛偷懶的肌肉」便被遺忘在一旁了。

有鑑於此，我開發了一套可以集中鍛鍊這些偷懶肌的運動，也就是「關節修復運動」。

實際操作後發現，本來因為關節痛而一臥不起的老奶奶，竟然開始快步走路；不斷受傷的運動員也得到了夢想中的勝利。

這個理論在我的前作中曾詳細說明，本書正是教大家具體實踐的版本，輔以全彩放大的清晰照片，且寫得更容易理解。

各位，為了關節的健康，不論幾歲都請好好使用本書。

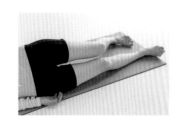

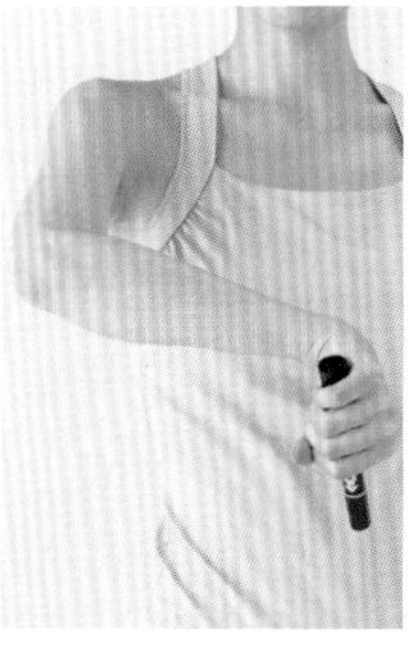

CONTENTS

PART 2 關節修復運動．實踐篇

關節修復運動

基礎知識篇

什麼是關節修復運動？
為什麼能消除疼痛？
為什麼可以練就不論活到幾歲
都能健康走路的身體？
首先，就讓我們來談談這個理論吧！

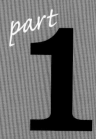

part **1**

偷懶肌是關節疼痛的原因!?

人們習慣使用容易用到的肌肉

在我們的身體中大約有五百個以上的肌肉，那些肌肉能讓我們的骨頭和內臟運作。

如果你要問我這五百個肌肉是不是都有好好地在工作，答案是沒有的。就和人類一樣，有的人（肌肉）非常努力地工作；有的人（肌肉）則喜歡趁大家不注意的時候偷懶。如果勤勞的人被過度利用而疲憊不堪，最後就會變得無法工作。而那些偷懶的人則因為平常太過懶惰了，所以當勤勞的人不在時，也沒辦法代替他們工作。這樣的狀況如果是發生在公司，業績就會惡化；在人體發生的話就會引發不適感，其中一個便是關節疼痛。

比如說，膝關節疼痛的人大多是因為患有「退化性關節炎」。這是一種因關節的軟骨失去彈力、造成磨損，而使關節變形的疾病。因此，人們常會認為「膝蓋的疼痛是來自於軟骨的磨損」，但事實上軟骨本身是不會感覺到疼痛的。

日常生活中，我們總是對關節施以極大的力量，而肌肉的功能便是阻擋那股力量對關節施壓。但是，當保護關節的肌肉力量開始變弱或偷懶不動作，就會給肌腱（肌肉前端，連接骨頭與肌肉的組織）或韌帶（將骨骼和骨骼相連的組織）帶來負擔。這樣的壓力會引起關節發炎，並產生疼痛。

為什麼會引發關節疼痛？

保護關節的肌肉偷懶（偷懶肌）

⇩

其他的肌肉只好代替他們工作（勤勞肌）

⇩

肌肉的使用方式變得不平衡，
關節在扭曲的狀態下活動

⇩

能做的動作逐漸受到限制

⇩

偷懶的肌肉們更加偷懶，
勤勞的肌肉因疲憊而變得僵硬

⇩

結果造成……

- 關節疼痛
- 肌肉僵硬或痠痛
- 運動能力下降
- 變得容易受傷

什麼是偷懶肌、勤勞肌？

由不好的動作習慣產生的不平衡

當關節產生疼痛時，人們總是認為「一定是肌力下降造成的」。但是，比起肌力下降，更大的問題是肌肉的不平衡。

讓我舉膝蓋的關節為例來說明吧！

膝蓋的關節原本是被內收肌和膕旁內肌所保護著，只要這兩個肌肉正常運作，就不會給膝蓋帶來過多負荷，也不會產生疼痛。

但是，內收肌在日常生活中很難被使用到，並且會隨著年齡的增長而衰弱，變成偷懶不工作的肌肉。如此一來，膕旁內肌就得連內收肌的工作量都一肩扛下，勤快辛勞地工作。久而久之，膕旁內肌因為過度的負荷而感覺疲勞、變得僵硬，接著也開始偷懶。

如果大腿內側的兩個主要肌肉都偷懶的話，接下來就會換大腿外側的肌肉過度勞動。結果造成大腿的肌肉被拉往外側，走路時產生奇怪的壞習慣。這一連串作用就是讓膝關節過度負擔、發炎與疼痛的原因。

在本書中，我將那些應該保護關節（可是卻沒有去做）的肌肉稱為「偷懶肌」；而取代偷懶肌工作的其他肌肉則稱為「勤勞肌」。我所設計的關節修復運動，便是為了解決肌肉運作中的不平衡，重新鍛鍊「偷懶肌」的一種方法。

膝關節疼痛的原因是？

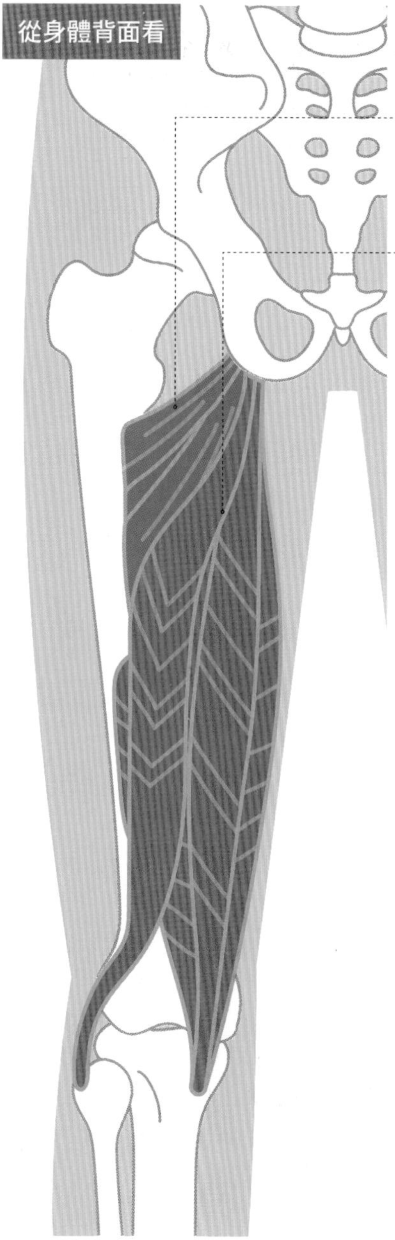

【保護膝關節的兩個肌肉】

Ⓐ 內收肌

Ⓑ 膕旁內肌
（半腱肌、半膜肌）

因為內收肌偷懶的關係，
膕旁內肌過度勞動
而疲累、變得僵硬。

⇩

Ⓐ、Ⓑ 兩個肌肉的力量都變差

⇩

大腿外側的肌肉
不得不努力

⇩

＼ 產生肌力的不平衡！ ／

- 走路方式變得奇怪
- 形成O型腿
- 膝關節疼痛

雖是樸素且不起眼的肌肉，但是很重要！

認識十二種偷懶肌

我開始注意到偷懶肌的存在，是在以物理治療師身分協助高齡者做復健的時候。我發現在八、九十歲的年長者身上，存在著不要說偷懶了、根本就沒在運作的肌肉。一般來說，肌肉在接收大腦的指令後便會進行相應的動作，但也有肌肉因為偷懶過久而無法接收到大腦指令。因此，我徹底調查了那些肌肉究竟有哪些。

我的研究方法是：分別讓與關節連動的肌肉們一個一個接受訓練。例如，只讓A肌肉運動一週，如果沒效果的話，就換B肌肉單獨運動一週。如此重複操作之後我發現，有問題的關節都分別相連著兩個喜歡偷懶的肌肉。膝蓋有兩個、腰有兩個、肩胛骨也有兩個……。最後我終於了解，與身體裡六個關節連動的十二個肌肉是很重要的（請參考左頁標示）。然而，我們並不知道，這些保護關節的肌肉，在平常的肌肉訓練中其實沒有被積極地鍛鍊到。

原本因為沒辦法移動髖關節而一臥不起的老奶奶，在集中鍛鍊偷懶的肌肉後，也能在隔天開始健步如飛……諸如此類的實際案例讓我感到相當驚訝。我也因此更加確信了鍛鍊這些肌肉的重要性。時至今日，已有超過二千人靠著關節修復運動，重新取回能夠健全運動的身體。

保護六個關節的十二種肌肉

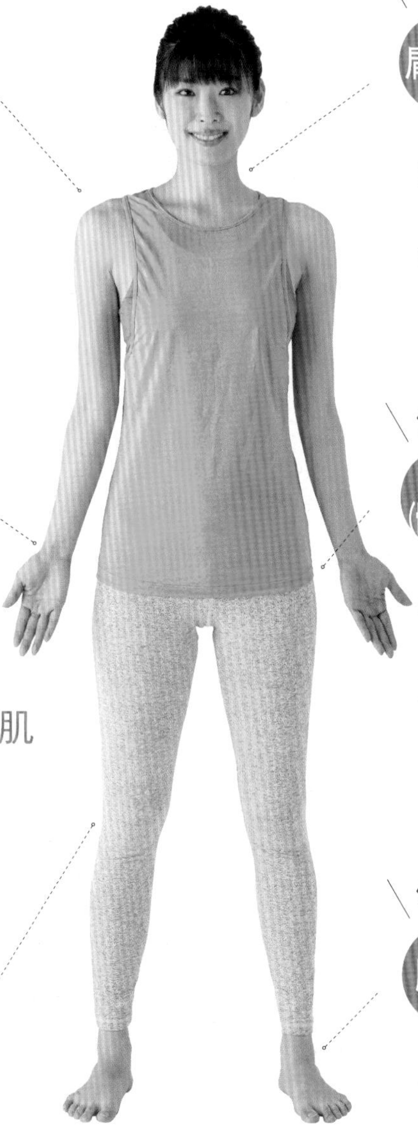

保護
肩膀的肌肉
Ⓐ 肩胛下肌
Ⓑ 肱三頭肌

保護
肩胛骨的肌肉
Ⓐ 菱形肌
Ⓑ 前鋸肌

保護
手腕的肌肉
Ⓐ 橈側屈腕肌
Ⓑ 尺側屈腕肌

保護
腰（髖關節）的肌肉
Ⓐ 髂腰肌
Ⓑ 腹橫肌

保護
膝蓋的肌肉
Ⓐ 內收肌
Ⓑ 膕旁內肌

保護
腳踝的肌肉
Ⓐ 脛後肌
Ⓑ 腓骨肌

一眼就能馬上看出來
從壞習慣找出你的偷懶肌！

有些人可能會覺得「我才沒有什麼關節疼痛！」但根據我的觀察，大多數人都是關節疼痛的儲備軍。放任偷懶肌不管的行為，其實已表現在日常的動作中。

我們常在不自覺中，選擇容易使用的肌肉來生活，也等同於捨棄了難用的肌肉。但一味地使用好用的肌肉，此部位就會出現痠痛、僵硬等反應，或造成血液循環不良。然後，形成不良的姿勢或動作習慣，並由身體自然表現出來，在專門用語上稱為「代償性動作」。透過左頁圖例，我們能簡單地了解此原理。

比較這三個例子後會發現，依據偷懶肌的不同，走路的方式就會產生差異。舉例來說，大腿內側的內收肌如果變弱，大腿外側的肌肉就會過度勞動，膝蓋變得無法伸展，走路時也就使不上力。要是僅止於此，也只是走路的姿勢變得不良而已。可是，這種壞習慣將逐漸為日常生活帶來各種限制，如：「走路速度變慢」、「無法跪坐」、「無法下樓梯」等等。如果是高齡者的話，更會演變成「運動障礙症候群」（因運動器官產生障礙而須由他人照護的高風險狀態）。

而在年輕人或肌骨強健的人身上也有可能發生代償性動作，所以從日常開始多注意自己動作的壞習慣非常重要。

軟腳走路

要是大腿內側的肌肉過弱，將使膝蓋無法伸直，走路時重心會偏向前方。

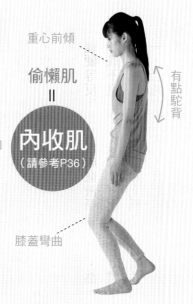

偷懶肌
＝
內收肌
（請參考P36）

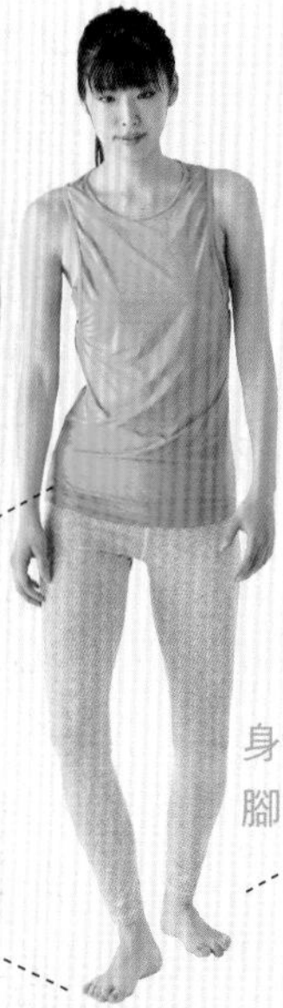

偷懶肌
＝
腹橫肌
（請參考P47）

外八走路

若是腹橫肌偷懶，腳就無法向後延伸，會變成膝蓋向外側彎曲的走路方式。

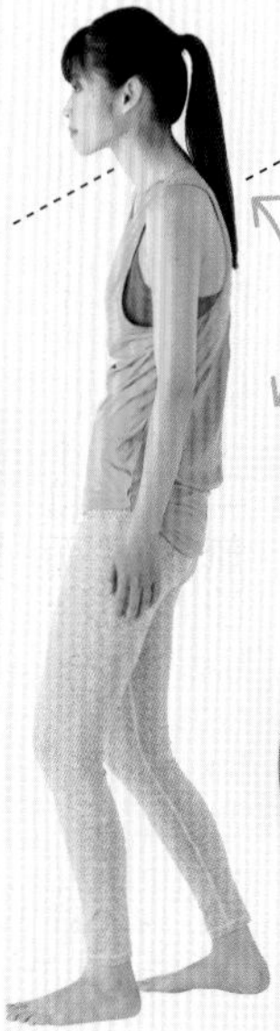

圓肩走路

因為前鋸肌弱化，造成肩胛骨向外側展開、肩膀向前突出的狀況，稱作圓肩。背部無法伸展，所以腳的移動也會變慢。

偷懶肌
＝
前鋸肌
（請參考P69）

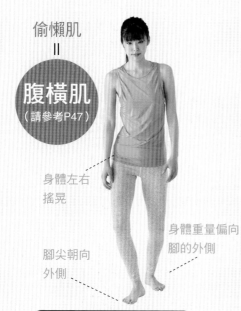

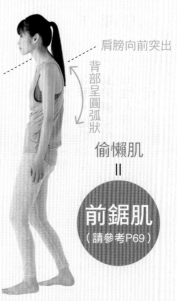

不只能消除疼痛！

鍛鍊偷懶肌，身體就會改變！

藉由集中鍛鍊偷懶肌，重新找回保護關節的肌肉力量，就是我所提倡的關節修復運動。這是針對每一個關節，以兩個偷懶肌為一組施作的鍛鍊方式。

不論是高齡者或是運動選手，實施方式都完全相同。因為不論男女老少，肌肉的構造都一樣。高齡者彎腰時的痛苦，和運動選手在做深蹲時彎曲腰部的煩惱，都能用相同的鍛鍊方法來解決。

而這套針對關節修復的肌肉鍛鍊方式，和一般肌肉鍛鍊並不同。肌肉鍛鍊的動作大且速度快，常常只能鍛鍊到容易使用的肌肉，可是這些肌肉並沒有辦法保護關節。另一方面，關節修復運動的目的是預防關節發生問題，並消除疼痛，因為是針對保護關節的肌肉來做重點訓練，所以經由訓練，關節的動作就能變得正確又順暢。

還不只如此，如同前方所述，因為能改善不良的姿勢或動作，所以背部、腹部、臀部等的肌肉也會自然地變得緊實。也就是說，能同時鍛鍊到淺層肌群。

做關節修復運動甚至不需要用到任何道具，只靠自己的力量就能改變身體，這就是它的最大魅力。

僵硬和疼痛消失

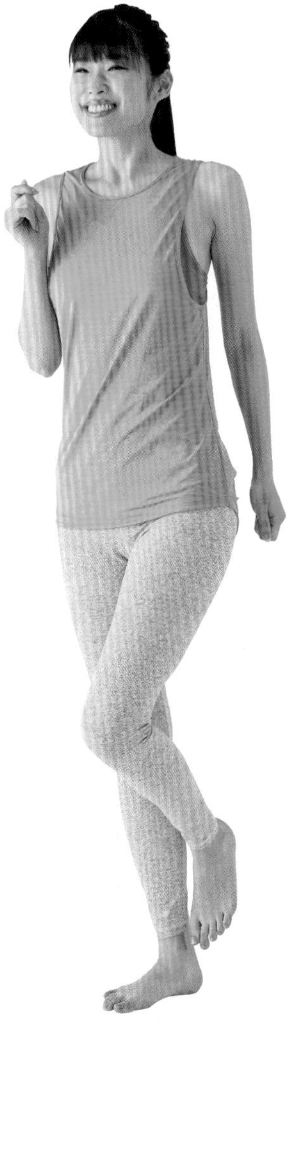

肩頸僵硬不是血液循環不好造成的，肩胛骨周圍的偷懶肌才是關鍵所在。

說起關節疼痛，最常聯想到膝蓋或手肘的疼痛，但其實肩膀或頸部的僵硬也是關節出問題的一種表現形式。

所謂的僵硬，指的是肌肉變硬的狀態。那麼為什麼會變硬呢？這是因為只有那個肌肉過度努力。沒錯！也就是連偷懶肌的份也一起工作的關係。

不管做了多少按摩，只要有偷懶肌存在的一天，僵硬就不可能治癒。所以為了要減少勤勞肌的負擔，肩胛骨或肩關節的肌肉鍛鍊就是必要的。只要偷懶肌願意運動，就算長時間使用電腦，肩膀也不會變硬，脖子痛到一直換枕頭的「枕頭難民」也能夠熟睡了。

改善O型腿、拇趾外翻

鞋子磨腳、
鞋底磨損不均的
現象，也不會再
發生了！

腳的問題
不是只來自鞋子，
藉由下半身的鍛鍊
也能獲得改善。

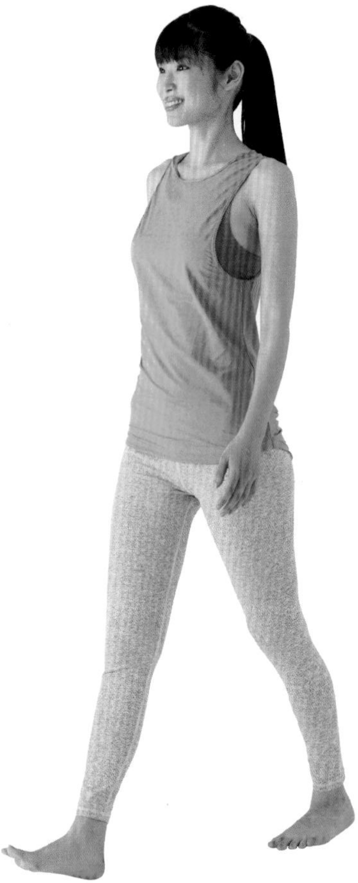

不管是哪個年齡層，對腳感到煩惱的人都不少。人們常容易覺得，腳不舒服是因為「我一直穿著不合腳的鞋」、「我一出生腳的形狀就不好」等等，但其實原因常來自於下半身的偷懶肌。

例如，若是大腿內側的肌肉太弱，就會被大腿外側的肌肉拉扯而變成O型腿；從小腿到腳踝的肌肉（脛後肌和腓骨肌）過弱的話，腳底的足弓處就會變得扭曲。

鞋底的磨損偏向左或右的某一邊，就是腿部肌肉左右不平衡的證據。因此，如果能對這些肌肉進行鍛鍊，便能預防、改善拇趾外翻或足底筋膜炎。

變瘦、體態變美

不是什麼了不起的
肌肉鍛鍊方式，
卻能讓腰、背、腳
變得更漂亮。

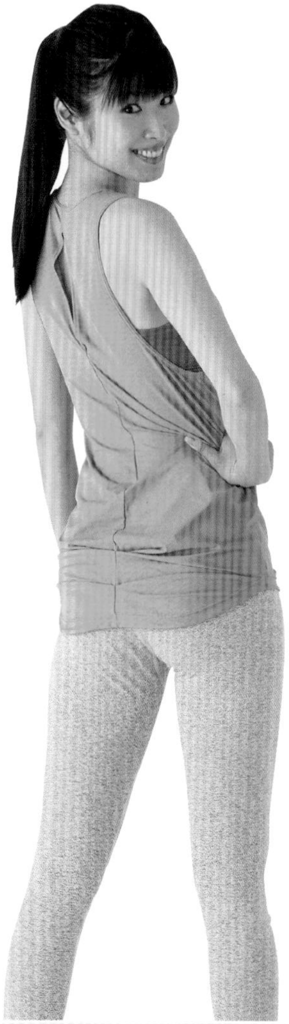

你是不是深信，要調整體型就必須做很吃力的肌肉鍛鍊？其實不是，只要做關節修復運動就足夠了。其中最推薦腹橫肌的鍛鍊，因為腹橫肌是把腹部像穿上塑身衣一樣緊緊包住的肌肉，能讓突出的小腹消失。一旦腹橫肌開始運動，橫膈膜等和呼吸有關的肌肉也會開始大量運動，變成可以輕鬆地做深呼吸且代謝良好的體質。

大腿的肌肉也很重要。讓臀部的大肌肉開始運動之後，背影看起來就會變得苗條，且更顯年輕。

獲得正確的肌肉力量

透過個別鍛鍊肌肉，就算九十歲肌力也能再生。

中老年開始，肌力下降的原因之一是關節等處發炎而導致肌肉組織萎縮。因為如此，造成肌肉鬆弛，所以就算是想做肌肉鍛鍊，身體也跟不上了。但儘管是鬆弛的肌肉，只要能分別鍛鍊，一定會復活。能達到此作用的鍛鍊方法就是關節修復運動。

而且，只要偷懶肌開始運動，就能解除肌肉發展不平衡的問題。雖然目前很流行「骨盆矯正」，但不管再怎麼接受治療，只要肌肉的發展不平均，骨盆馬上就會恢復原狀。因此正確的鍛鍊肌肉是很重要的事。

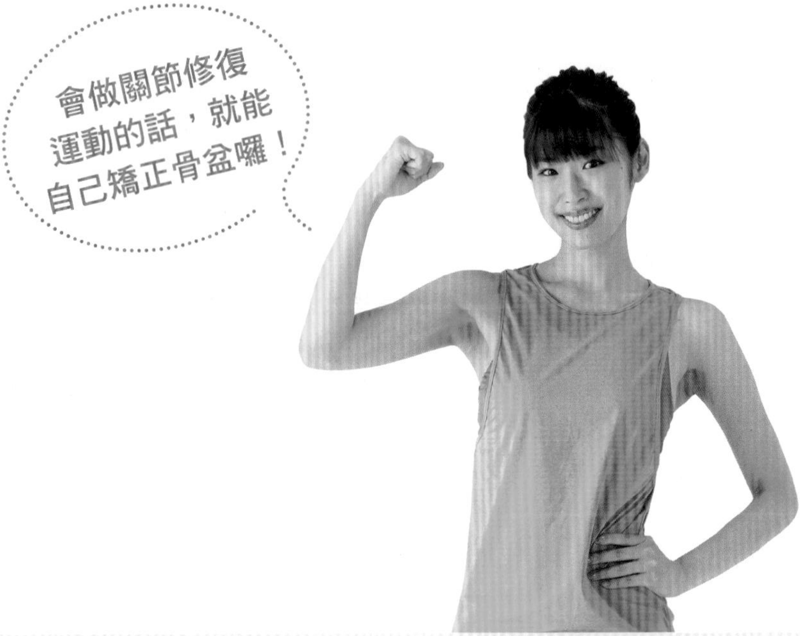
會做關節修復
運動的話，就能
自己矯正骨盆囉！

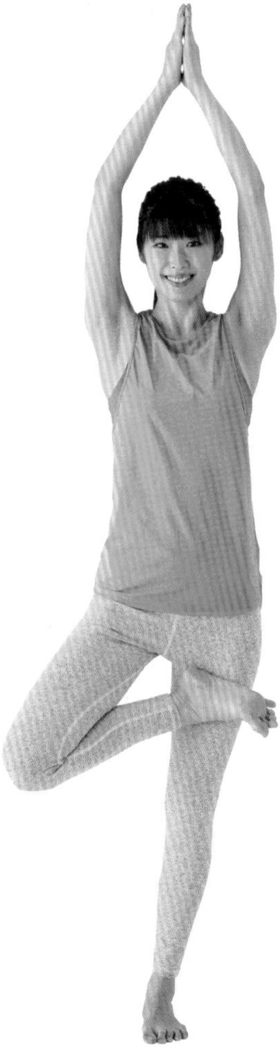

運動時不易受傷

先從關節修復運動開始，然後再做激烈運動或肌肉鍛鍊吧！

因為從事體育活動或運動而受傷的人，從來沒有停止過。而且不僅是激烈的運動，就算只是「健康考量的輕鬆步行」也有可能受傷。

這是因為當保護關節的肌力下降，身體就會讓大肌肉去動作。所謂的大肌肉，是指位於身體外側的肌肉（淺層肌肉），具有讓關節大範圍移動的力量，但無法做細部的調控。也因此，保護關節的肌肉（十二個偷懶肌）一旦弱化，讓淺層肌肉主導運動的時候，關節就會承受過大的負擔、產生疼痛的感覺。

所以在運動前要先做關節修復運動，不只能預防受傷，想要提升技術時，也是不可或缺的訓練。

實行關節修復運動的五個祕訣

和一般的肌肉鍛鍊完全不一樣

1 一次只鍛鍊一個肌肉

小心「勤勞肌」是不是也在運動！

無論練習過多少次，都請牢記在心：一個動作只鍛鍊一個肌肉。在本書的第二章實踐篇裡有附上肌肉的插圖，幫助各位了解各肌肉的位置，請把力量全都集中在唯一的肌肉上來做運動。如果一邊發呆一邊做，就會不小心讓勤勞肌開始運動，然後讓偷懶肌繼續怠惰下去，這樣一來就失去意義了。因此，在做關節修復運動時，一定要隨時注意：現在要讓哪一塊的肌肉出力？那個肌肉是不是真的有在運動？

2

以正確的姿勢實行

避免怪異的角度或不對的方向

為了只讓瞄準的肌肉運動，比什麼都重要的是，務必要以正確的姿勢來做。關節修復運動就算只是做了一回，多數人也都能感覺到「疼痛消失了」、「可以稍微移動了」。但即使如此，也會有人表示「連續做一個禮拜都沒有效果」，我認為會發生這樣的情形很有可能是因為姿勢不正確。因此，在書中介紹每個運動的頁面裡，除了示範正確的姿勢外，也同時介紹了大家容易犯錯的NG姿勢。如果是錯誤的姿勢，就算做了幾百次，也沒有辦法得到預想中的效果。

3 集中最大的力量

從腦部發出「用力動！」的指令

肌力強弱，並不只是由肌肉在物理上的大小來決定，和腦部發出的指令多寡也有關係。例如：在火災現場產生的爆發力，正是因為腦部對肌肉下達「給我動！」的瞬間指令。進行關節修復運動時，為了讓大腦認為「這個肌肉一定得好好工作才行」，需要投入最大的力量十秒鐘。不過，因為這個命令也只是暫時性的，如果要讓肌肉的纖維變粗、產生物理上的肌力，就必須持續鍛鍊下去。

4 不過度追求「做的感覺」

有時也會有難以察覺效果的時候

如果保護關節的肌肉已弱化，一開始可能會覺得做這些運動有點困難。這是因為肌肉長期沒有運動，從腦部發出的命令變得難以送達偷懶肌的緣故，這樣的人無法察覺到「這個地方有用力或沒用力」。可是不用擔心，就算肌肉的反應很微弱，只要使用正確的姿勢就會有效。最少要持續一個禮拜每天鍛鍊，然後觀察自己身體的變化。我想特別提醒的是，若刻意追求「做的感覺」，反而容易不小心把力量放到勤勞肌上。

5

配合緩慢的呼吸

要是停止呼吸就會給心臟帶來負擔

「集中最大的力量，維持十秒鐘」是實行關節修復運動的基本。可是有非常多人會在暫停呼吸的狀態下對肌肉用力，這是錯誤的方法。因為憋氣會造成血壓上升，也會給心臟帶來負擔。肌肉用力的時候，應該慢慢地將氣吐出來，如果覺得緩慢吐氣有困難的話，重複一般的呼吸方式也沒有問題。一邊呼吸一邊運動，可以幫助肌肉柔軟地伸展開來。

覺得痛的時候該怎麼辦？

Q 運動後感覺關節周邊疼痛？

A 很有可能是肌肉痠痛，繼續做下去吧！

因為關節修復運動是一種把力量集中在平常不用的肌肉上的運動，當然會產生肌肉痠痛。嚴重的肌肉痠痛也是常有的事，不需要感到不安，繼續做下去吧！肌肉痠痛的感覺會隨著時間慢慢消失。不過，如果疼痛過於劇烈，也不需要勉強自己操作下去。基本上只有以下兩種情形，我才會建議不要運動，一是骨折不能動彈，二是嚴重發炎到稍微移動就會感到劇烈疼痛的程度。除此之外，我比較推薦一邊觀察狀況，一邊繼續運動。

Q 關節本來就有慢性疼痛？

A 就算有疼痛的感覺，也能靠運動來改善。

不管再怎麼休息，日常生活中都有各種動作會給關節帶來負擔，所以很難改善疼痛。可是，如果能多訓練偷懶肌的話，就能減輕日常動作的負擔，疼痛的感覺當然也就會消失了。就算是有慢性疼痛的人，一般的案例也是一至兩週左右就能減輕疼痛。所以，本來就有關節問題的人應該更能親身體會運動的效果。

Q 運動時感覺到強烈的抽痛？

A 請馬上停止運動，再次確認姿勢。

運動中的肌肉感覺到疼痛，也就是所謂的「肌肉痠痛」情形，那是沒有問題的。但如果是除此以外的強烈疼痛，應該先停止運動，確認自己的姿勢是否正確。要是姿勢正確卻仍感覺到疼痛的話，就先休息一下，從不會產生疼痛感的運動開始做起比較好。我並不是說要完全停止運動，而是一邊觀察狀況一邊嘗試，如果感覺沒什麼問題了再重新開始。

關節修復運動

實踐篇

現在開始鍛鍊身體的十二個偷懶肌，
強化對關節的保護力與穩定度。
一邊確認肌肉插圖與示範動作照片，
一邊用正確的姿勢來實際操作看看吧！

part 2

關節修復運動的進行方式

每一個關節都有兩個應該要鍛鍊的肌肉，務必要以「兩個運動為一組」的方式來進行。起初如果覺得有點勉強，可以各做一次就好，但習慣了以後，若能每一個動作重複做三次較為理想。請試著一邊與自己的身體對話，一邊在不勉強的範圍內努力練習。

先從讓你感到煩惱的關節開始運動吧！

每一個關節都務必要做A與B兩個一組的運動

一次10秒，在這10秒內集中最大的力量

習慣後再增加次數與運動的種類

什麼時間做都可以，但早上最好

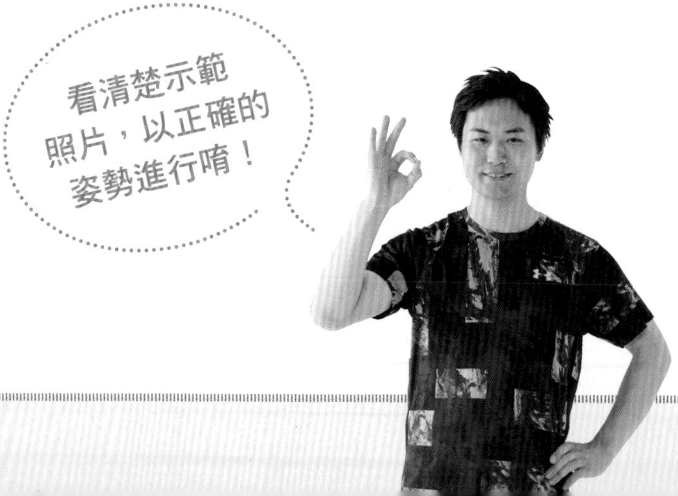
看清楚示範
照片，以正確的
姿勢進行唷！

LESSON

1

治療膝蓋痛！
膝關節
修復運動

膝蓋的疼痛或不適是相當嚴重的煩惱，因為不論是骨科、復健科還是傳統整復推拿，要完全根治都非常困難。就算治療後一時變好了，還是會因為疼痛復發而必須尋求治療，如此不斷重複將會使膝蓋的肌肉變得脆弱，也會加速關節的變形。

唯一能從根本治療的方法，就是鍛鍊膝蓋處的偷懶肌。雖然膝蓋的關節中牽連到眾多肌肉、肌鍵與韌帶，但其中最容易衰弱、成為疼痛原因的便是「內收肌」與「膕旁內肌」。只要確實地鍛鍊這兩種肌肉，不但能消除疼痛，還能逐漸改善非重度的關節變形。

膝蓋的
偷懶肌
A

大腿內側的肌肉
內收肌

偷懶度 ★★★★

內收肌是內收大肌、內收長肌、內收短肌等等的肌肉總稱。延伸於髖關節和膝蓋關節之間，發揮讓大腿往內側移動的效果。因為在日常生活中不常使用到，所以容易衰弱。一旦這裡的力量變弱，坐在椅子上時腳就會自然打開，女性的話也有可能會成為漏尿的原因。

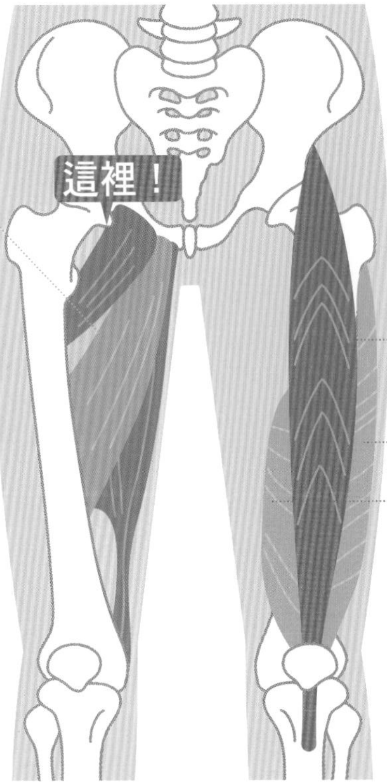

連接髖關節到膝蓋之間的肌肉群。

構成大腿的四種肌肉（股直肌、股外側肌、股內側肌、股中間肌）的總稱。當內收肌偷懶時，其中的股外側肌就會變成勤勞肌。

內收肌一旦變衰弱，股外側肌的力量就會超過內收肌，而如此一來，容易對腳的外側產生過多的負擔。

膝蓋的 偷懶肌 B

大腿後方、內側的肌肉
膕旁內肌

偷懶度★★☆☆

大腿後側肌群指的是大腿背面的肌肉群，又稱為膕旁肌，是跑步時不可或缺的肌肉。其中位於內側的兩個肌肉叫作半腱肌、半膜肌，合稱為膕旁內肌，走路時能吸收膝蓋所遭受的地面衝擊，並發揮緩和的作用。所以當半腱肌和半膜肌偷懶時，就會給膝蓋帶來相當大的傷害。

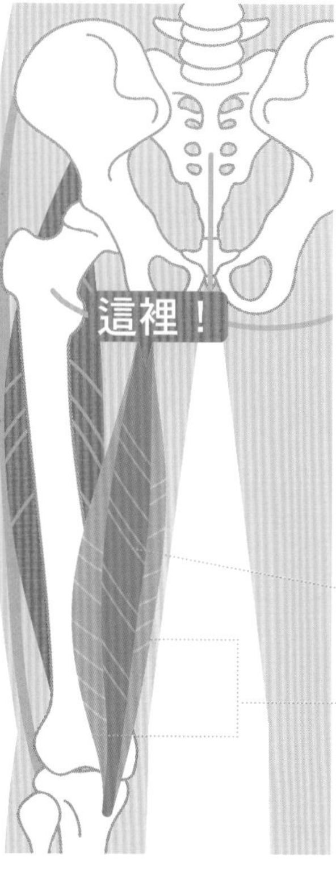

背面

勤勞肌

闊筋膜張肌

位於大腿外側，從外側支撐膝蓋和髖關節的肌肉。

股四頭肌

偷懶肌

膕旁內肌

在大腿後方內側位置的兩個肌肉。

半腱肌

半膜肌

如果負責膝蓋彎曲的肌肉（膕旁內肌）開始衰弱，控制膝蓋伸直的股直肌（股四頭肌）就會過度勞動，造成膝蓋在缺乏彈性的狀態下走路。

【內收肌鍛鍊】抬起單邊臀部

背部平貼在地面，好像要翻身一般，將其中一側的臀部向上抬起的姿勢。抬起時要注意夾緊髖關節的內側。

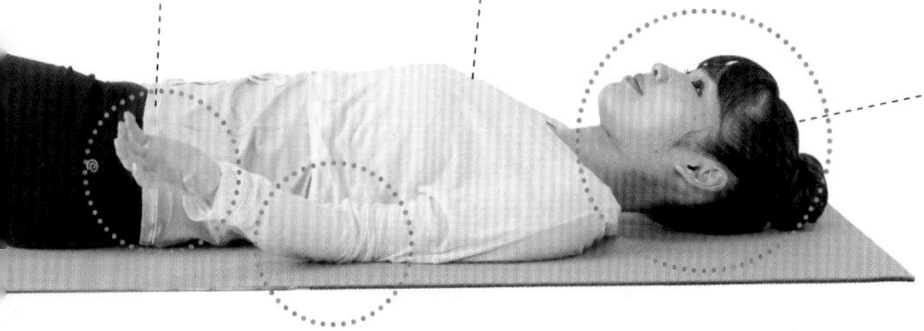
手心向上
另一側的手自然放鬆
臉朝上方
手肘微彎，靠著地面

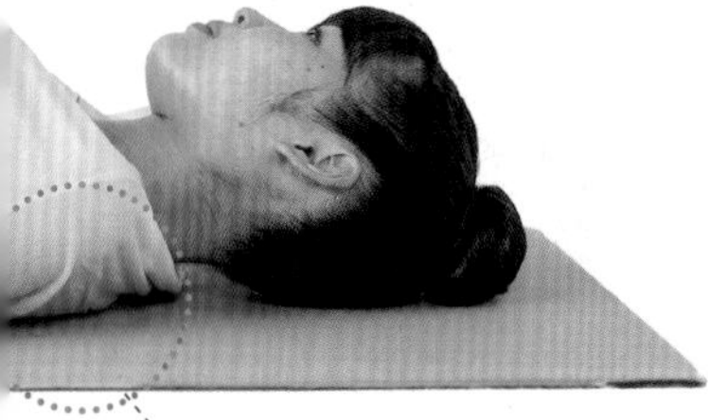
肩膀與背部維持貼著地面

1. 身體仰躺，臉朝上方，兩腳張開與腰同寬。左腳膝蓋微彎，腳尖朝向內側，腳拇趾儘量壓向地面。

2. 以手肘與腳跟做為支點，將左側的臀部從地面抬起，同時大腿內側用力，維持10秒鐘。

3. 另一側也重複同樣的動作。

把腳跟和手肘當作穩定身體的支點，將單邊臀部向上抬。

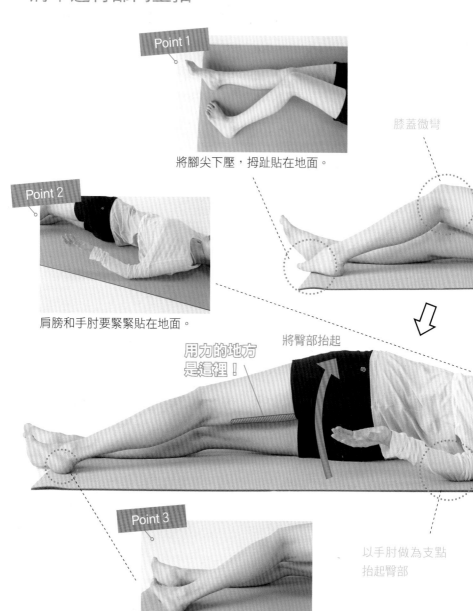

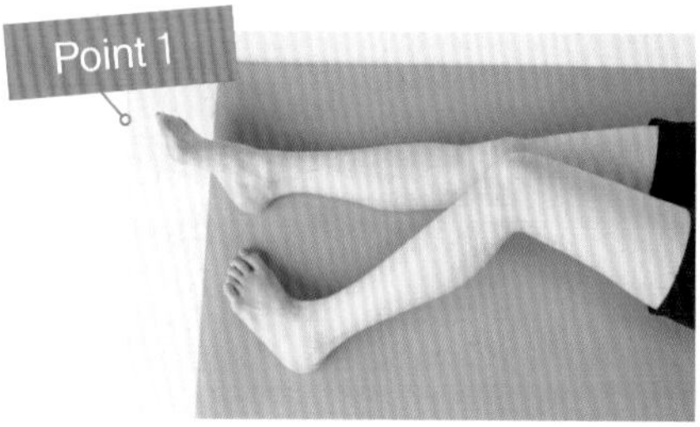

將腳尖下壓，拇趾貼在地面。

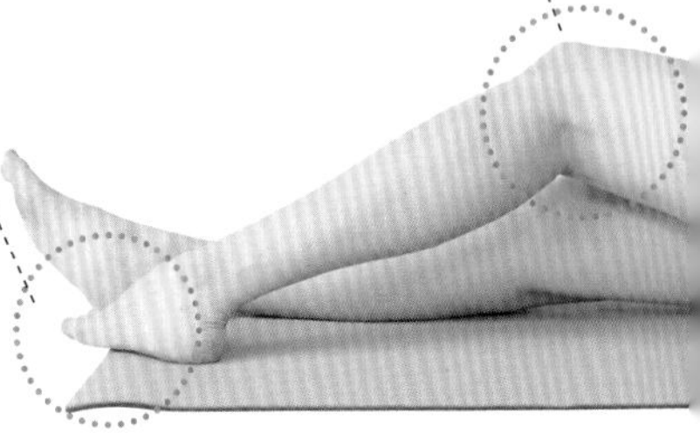

肩膀和手肘要緊緊貼在地面。

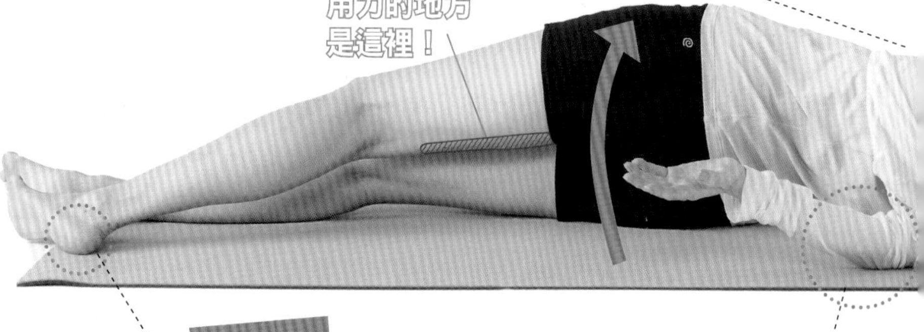

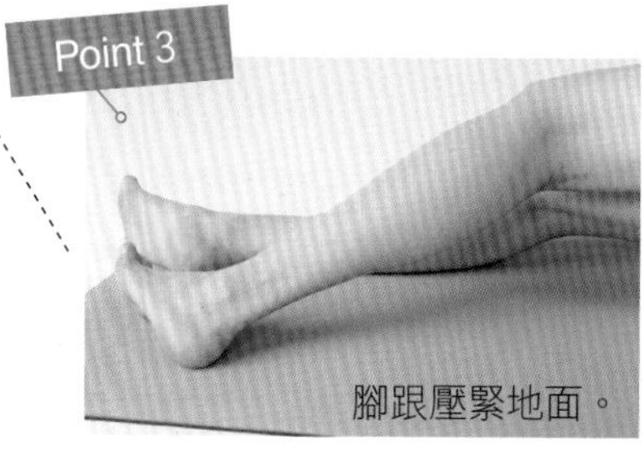

腳跟壓緊地面。

【內收肌鍛鍊 重點提醒】

注意腰部抬起時，是否只有內收肌用力！

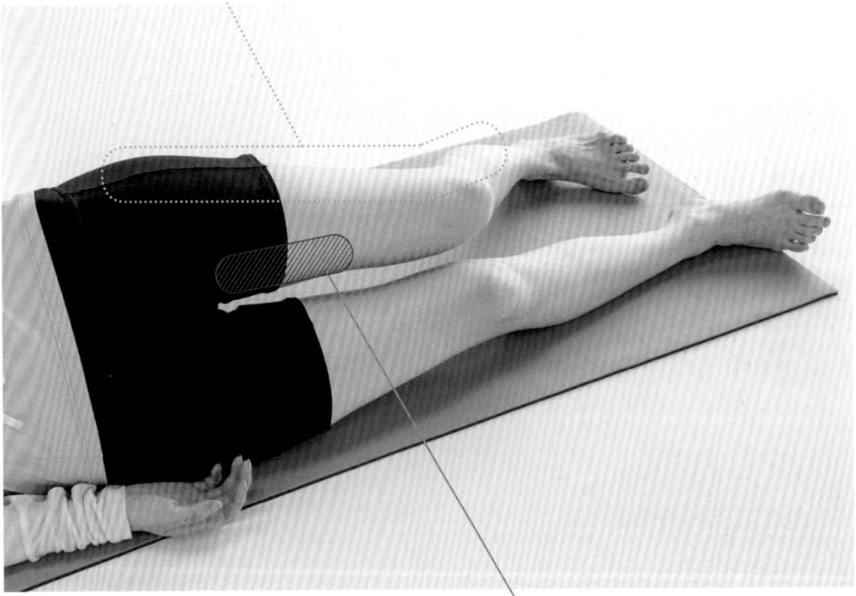
NG!
大腿外側肌肉
若變硬是錯誤的！
OK
內收肌
這裡如果有用力就成功了！

僅使用大腿內側的力量，將臀部向上抬。若感覺大腿或小腿的外側緊繃，便是姿勢錯誤，請再確認一次吧！

注意NG的姿勢

腳尖沒有朝內

▽

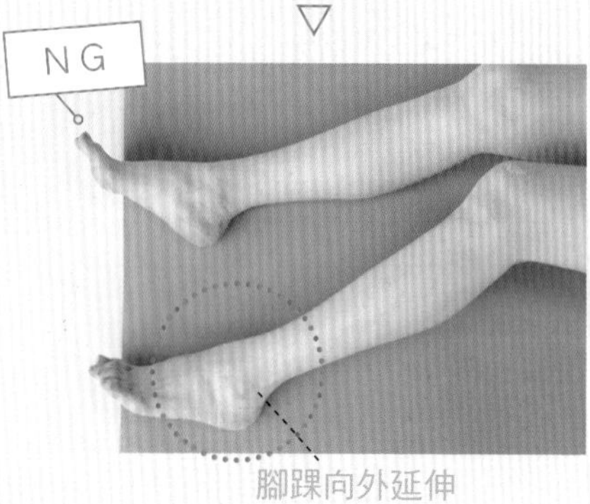

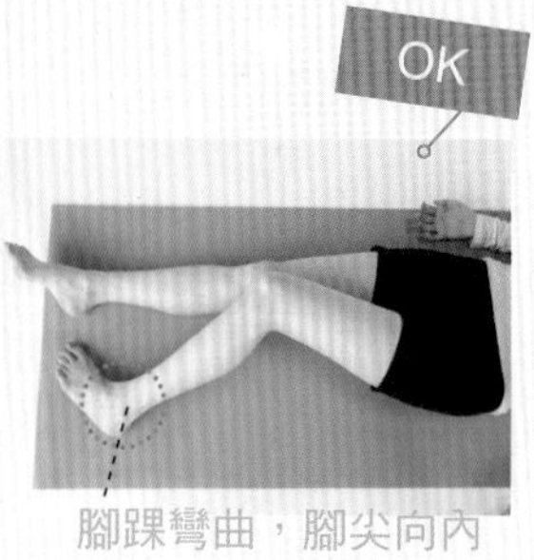

如果腳踝向外延伸，大腿外側就容易出力。所以要將腳尖向內，壓到拇趾碰到地面為止。

膝蓋過度彎曲

▽

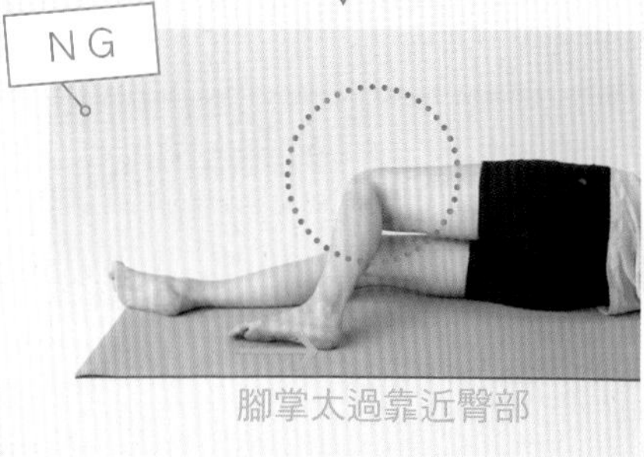

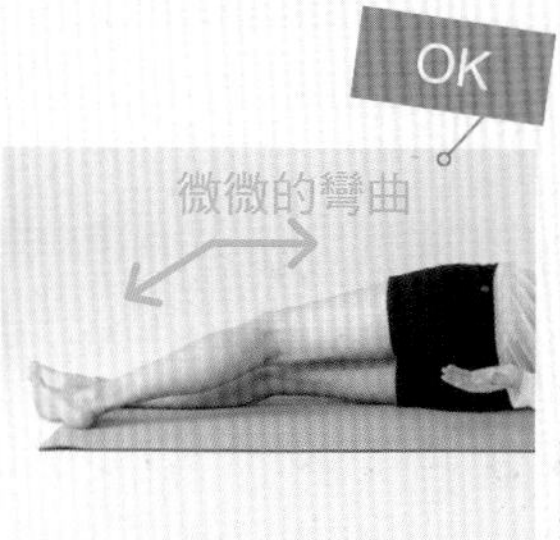

如果膝蓋過度彎曲，就會變成不是大腿內側用力，而是腳部整體的力量將臀部上抬。

胸部懸空

▽

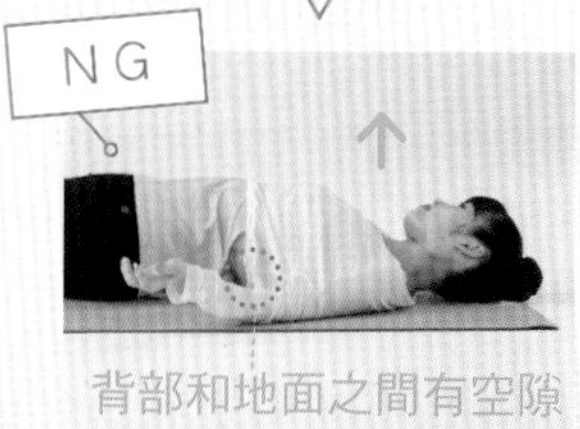

如果胸部上抬，腰部就會難以抬高，所以要將背部貼在地面。

手肘伸直

▽

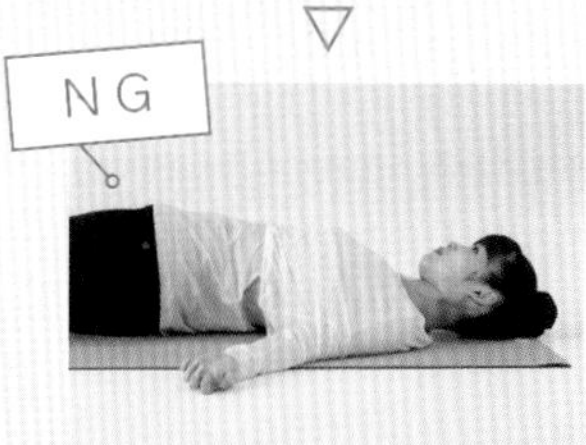

如果手肘伸直，就不是大腿內側用力，而容易在腰部等其他部位出力。

手肘過度彎曲

▽

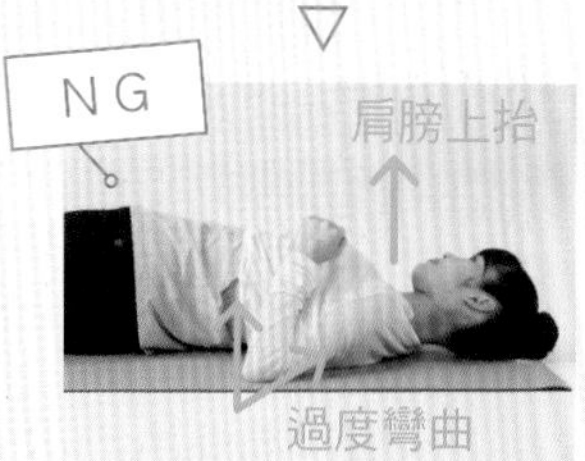

如果手肘呈現銳角，就會變成靠身體上半部的力量將臀部抬起。

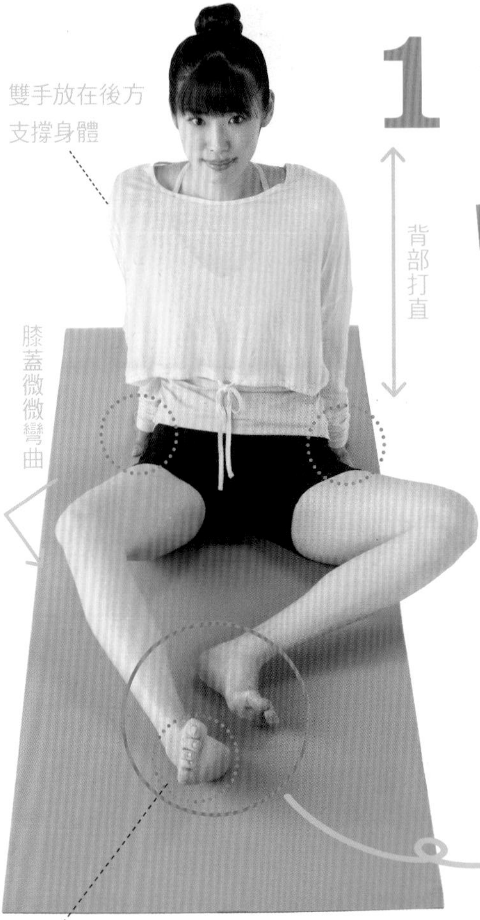

1 **坐在地板上，兩膝張開，右腳腳尖朝上。**

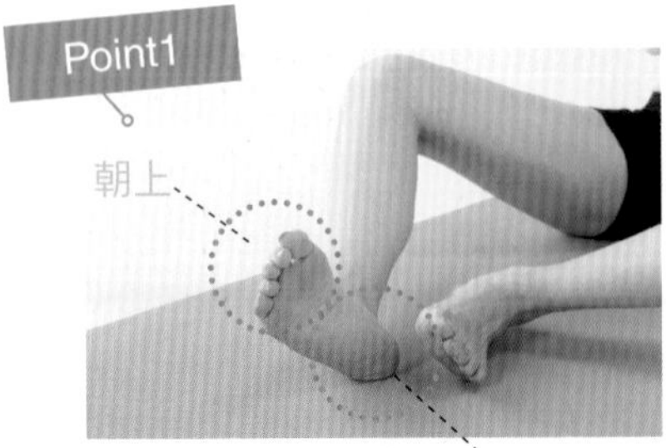

只有單腳腳尖朝上。

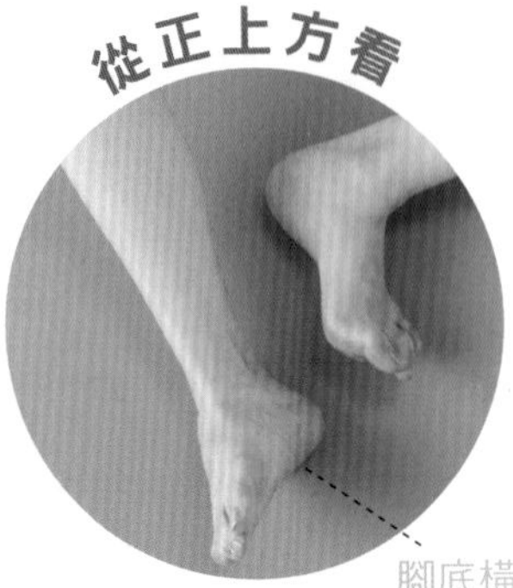

【膕旁內肌鍛鍊】腳跟內縮

這是一種以單腳阻止另一腳移動的訓練。
為了確實給「膕旁內肌」施加負擔，要注意內縮腳的膝蓋高度。

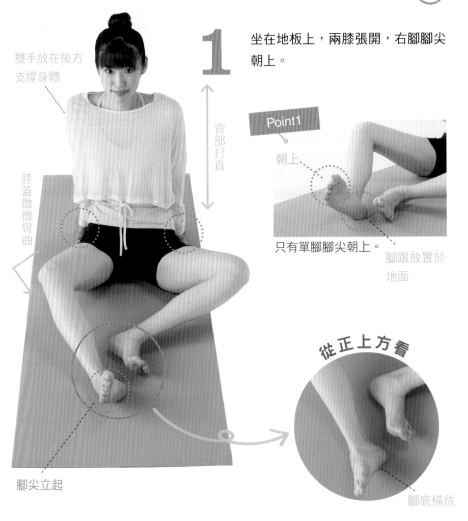

2 一邊將右膝蓋彎曲、腳跟內縮，一邊以左腳阻止其移動。發揮右腳最大的力量，維持10秒鐘。

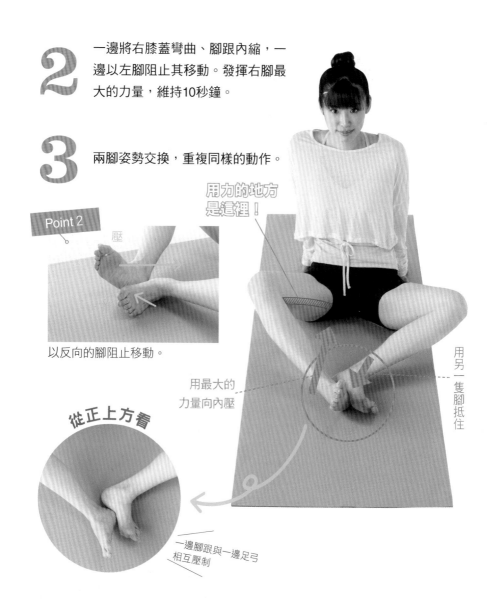

3 兩腳姿勢交換，重複同樣的動作。

Point 2

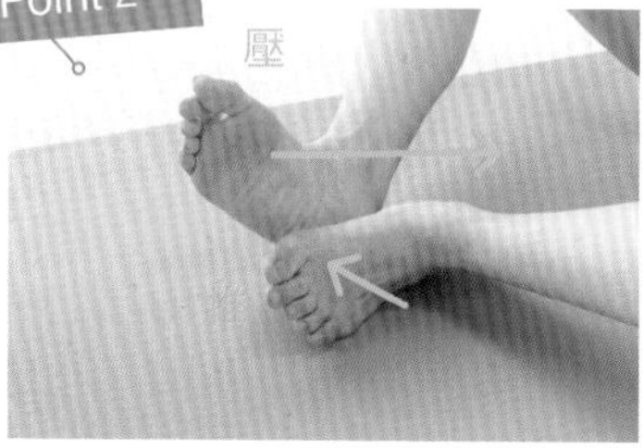

以反向的腳阻止移動。

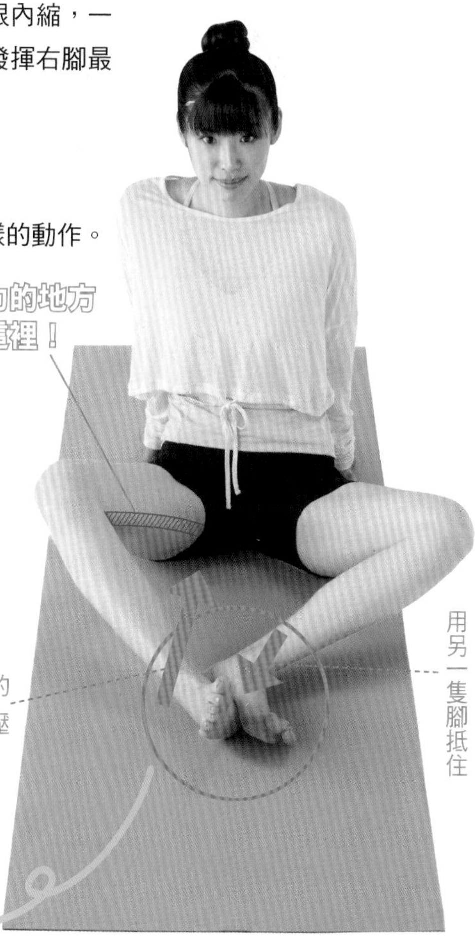
用力的地方
是這裡！
用最大的
力量向內壓

從正上方看

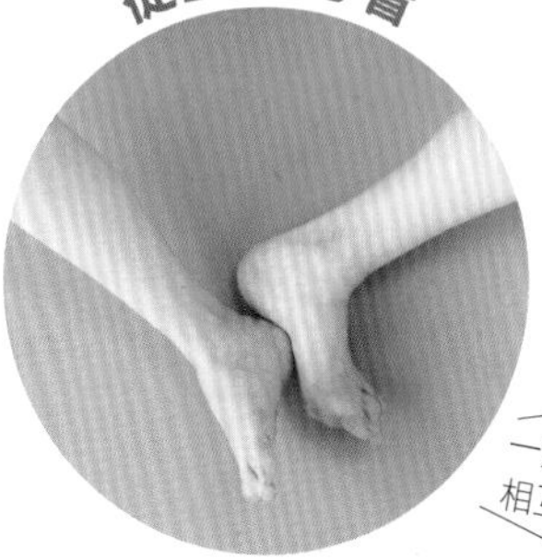

一邊腳跟與一邊足弓
相互壓制

以反向的腳抵抗向內壓迫的腳跟。
大腿內側深處是否用力到顫抖呢？

【 膕旁內肌鍛鍊 重點提醒 】

要是不將腳尖朝上，大腿內側就無法出力！

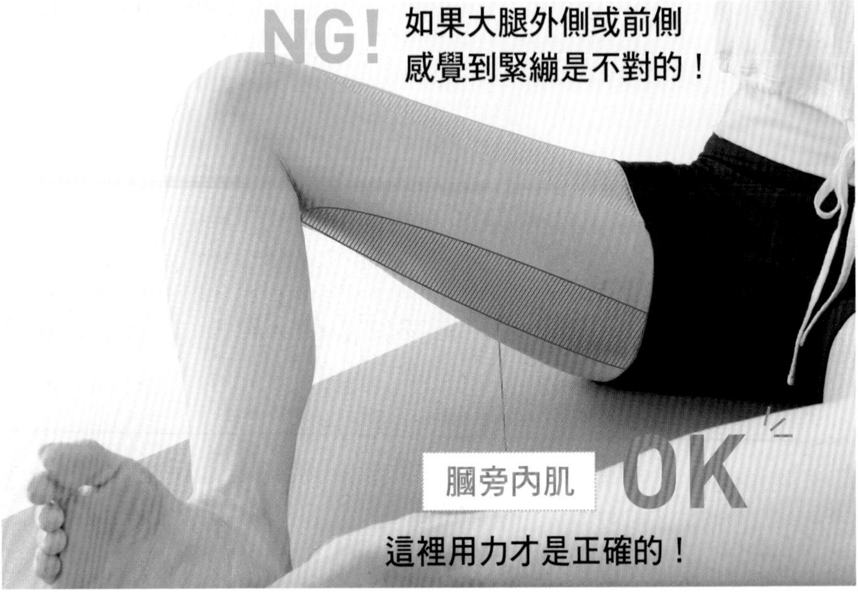
NG!
如果大腿外側或前側
感覺到緊繃是不對的！
膕旁內肌
OK
這裡用力才是正確的！

出力的時候摸摸看大腿內側的肌肉，如果變得緊繃就沒問題。

腳尖沒有向上

▽

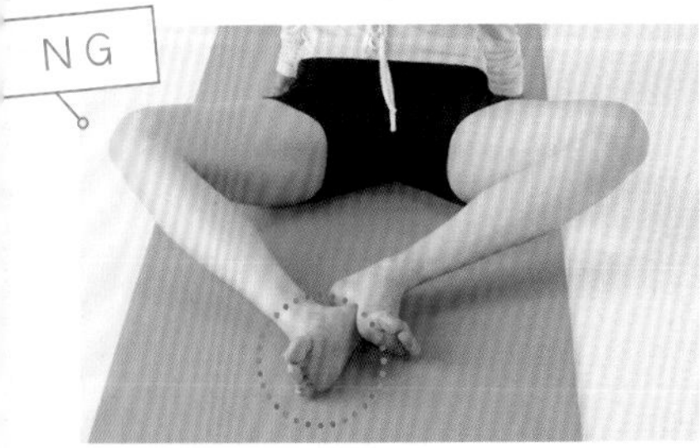

如果內縮腳的腳尖橫躺，就會造成大腿外側等部位用力。

膝蓋立得過高

▽

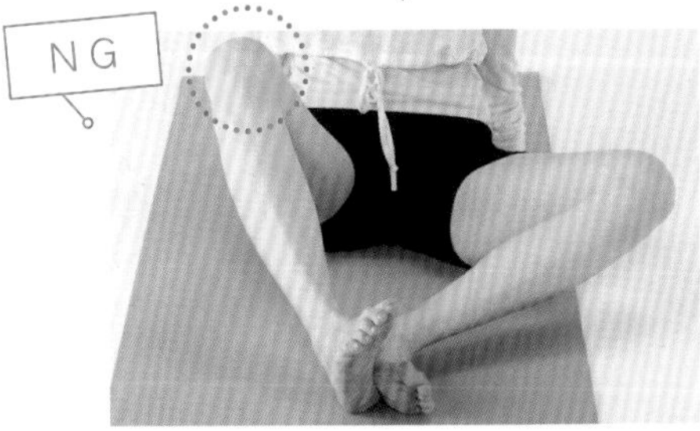

如果膝蓋過高，大腿前側就會不小心用力。

LESSON

2

解除腰痛！
腰（髖關節）
修復運動

在脊椎中，名為腰椎，由五個骨頭疊加而成的部分，我們俗稱為「腰」。由於腰部移動的時候，常跟髖關節連動在一起，所以我便把腰跟髖關節合起來設計為一套動作。

腰痛的原因大多發生在髖關節，一旦保護髖關節的肌肉偷懶，腰部周邊勤勞肌的負擔便會增加許多。肌肉變硬、血液循環變差之後，就算熱敷或按摩也沒辦法改善疼痛和倦怠感。唯一能從根本變輕鬆的方法，就是鍛鍊偷懶肌、讓勤勞肌休息。如此一來，肌肉的血液循環變好，也能改善慢性腰痛。

通過骨盆內側的肌肉

髂腰肌

偷懶度 ★★☆☆

通過骨盆內側、連接骨盆和大腿骨的髂腰肌，在我們走路或爬樓梯的時候，有讓腳跨步向前的作用。髂腰肌負責保護腰的前半部，後半部則是腹橫肌，所以一旦髂腰肌弱化，就會造成骨盆前傾；若是腹橫肌弱化，腰部就會呈圓弧狀。因為腹橫肌常常偷懶，使得髂腰肌過度勞動而容易變硬。

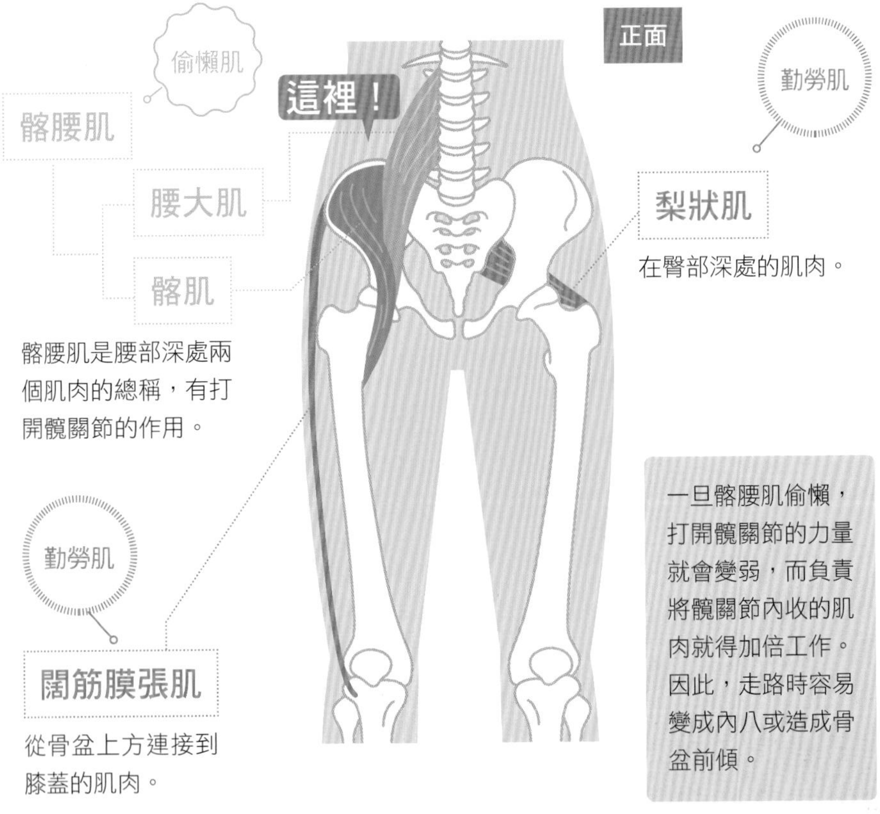

髂腰肌是腰部深處兩個肌肉的總稱，有打開髖關節的作用。

在臀部深處的肌肉。

從骨盆上方連接到膝蓋的肌肉。

一旦髂腰肌偷懶，打開髖關節的力量就會變弱，而負責將髖關節內收的肌肉就得加倍工作。因此，走路時容易變成內八或造成骨盆前傾。

腰的

偷懶肌

B

位於最深處的腹肌

腹橫肌

偷懶度 ★★★★

腹橫肌就像馬甲一樣包住收納內臟的腹腔，讓內臟安定，也幫助我們保持正確的姿勢。它也是在腹式呼吸中，吐氣時會用到的肌肉，所以只要鍛鍊這裡，就可以做到深層的呼吸。甚至還能剷除凸起的小腹，具有讓腰身曲線變美的效果。

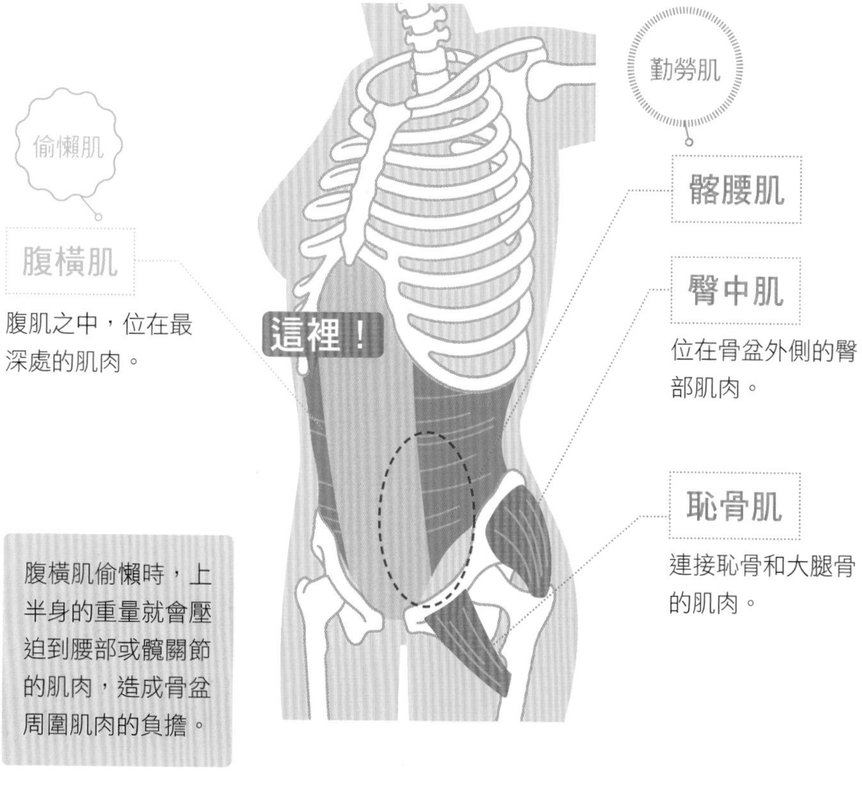

腹橫肌偷懶時，上半身的重量就會壓迫到腰部或髖關節的肌肉，造成骨盆周圍肌肉的負擔。

腰（髖關節）修復運動 Ⓐ

【髂腰肌鍛鍊】以正方形姿勢前傾

這是靠彎曲髖關節讓髂腰肌瞬間收縮，重新找回柔軟度的運動。
在體幹保持直立的狀態下傾斜上半身，髖關節自然就會用力。

1 **坐在地板上，挺直腰背部，兩膝向外張開。腳底相對，試著以大腿和小腿做出正方形的姿勢。**

Point 1

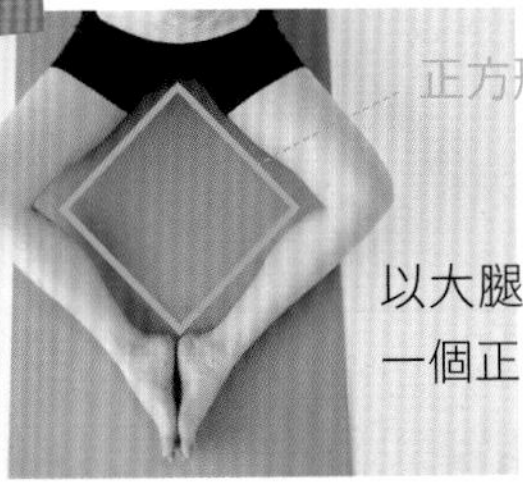

以大腿和小腿形成一個正方形。

NG

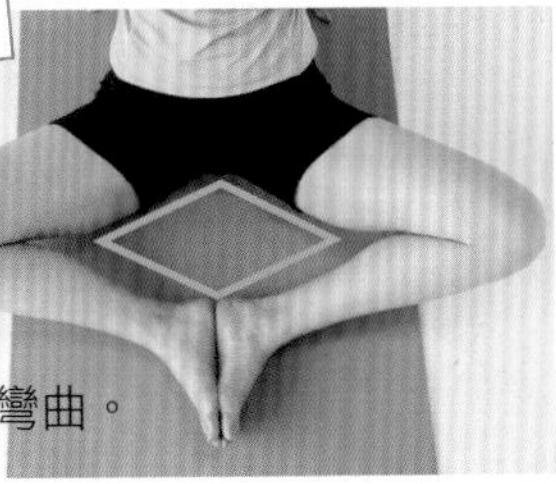

膝蓋過於彎曲。

髖關節較硬的人可以把腳跟的距離拉得更遠。

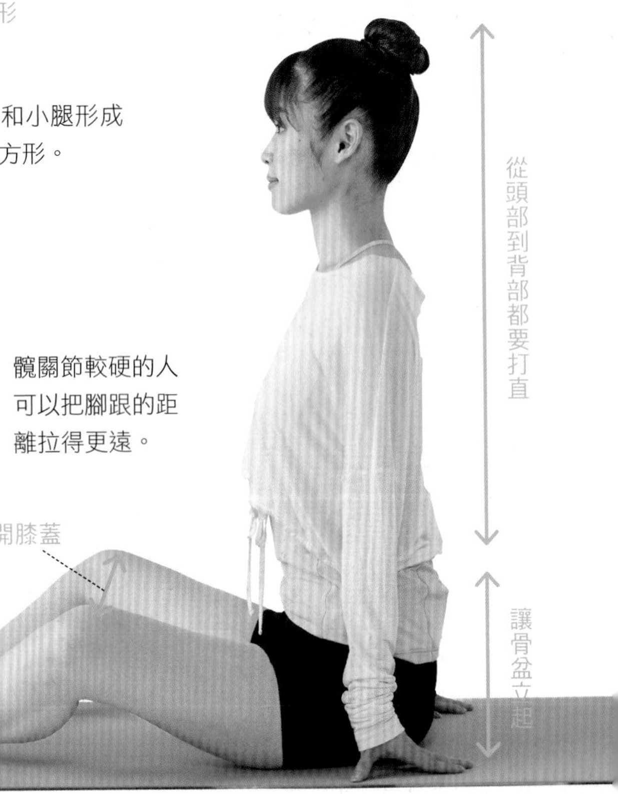

用腳做出正方形姿勢，在挺直腰桿的狀態下向前傾，想像從骨盆倒下的感覺。

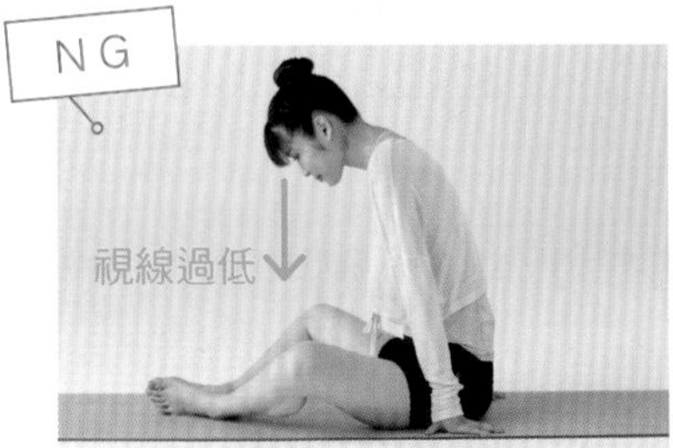

如果視線朝下，腰部會變成圓弧狀，就沒有辦法只彎曲髖關節。

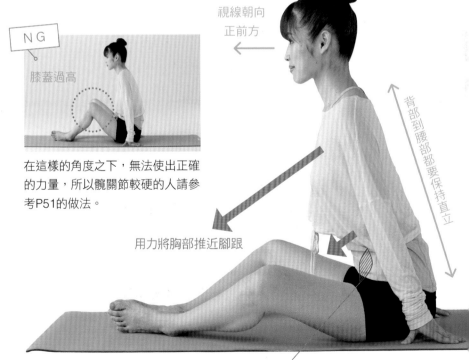

在這樣的角度之下，無法使出正確的力量，所以髖關節較硬的人請參考P51的做法。

2 在骨盆直立的狀態下，把肚臍向前推，像要讓胸部碰到腳跟一樣，以上半身最大的力量前傾。將力量集中在髖關節，並維持10秒鐘。

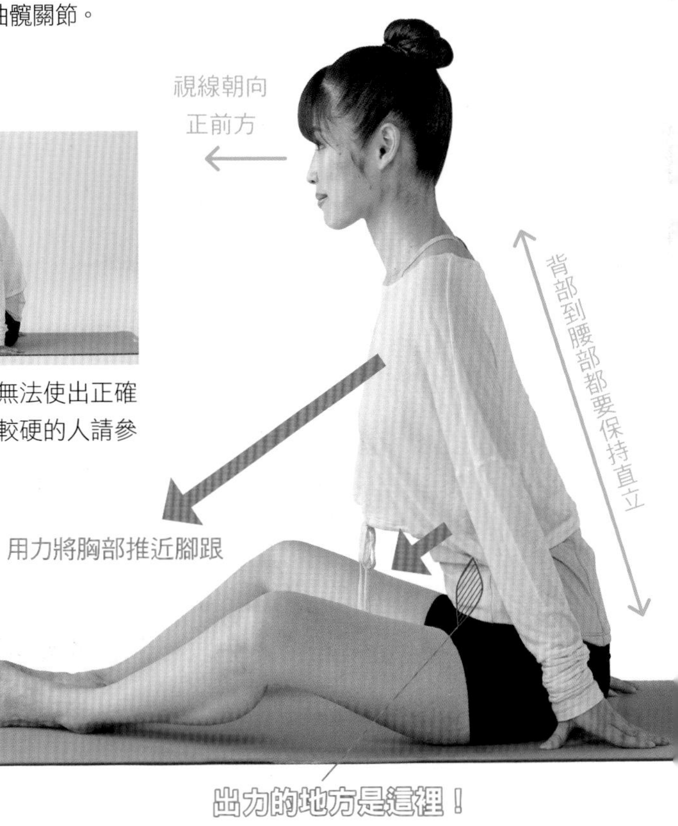

【 髂腰肌鍛鍊
重點提醒 】

一邊注意連接髖關節的肌肉
一邊盡最大的可能向前傾

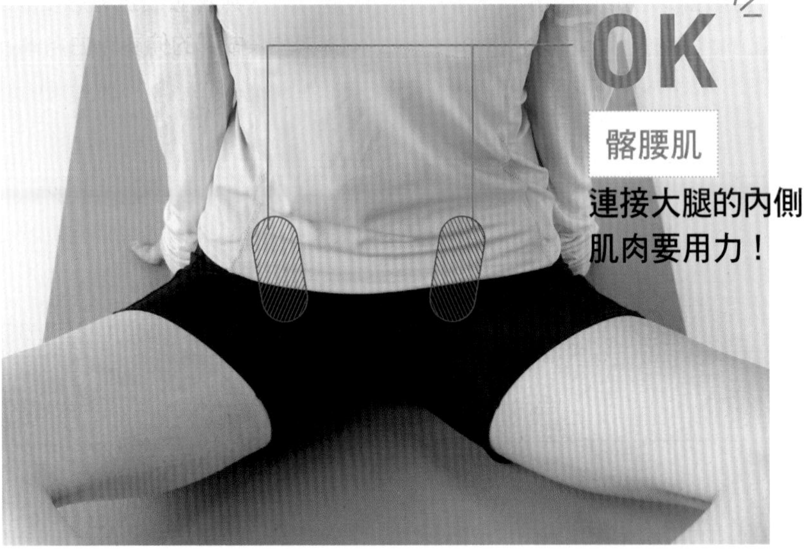
OK
髂腰肌
連接大腿的內側
肌肉要用力！

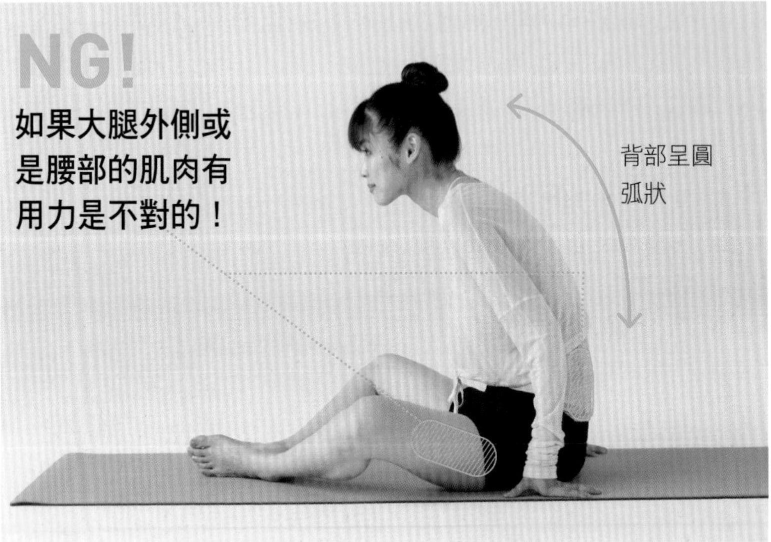
NG!
如果大腿外側或
是腰部的肌肉有
用力是不對的！
背部呈圓
弧狀

髂腰肌的其他鍛鍊

適用於髖關節會痛、打開膝蓋時感覺不舒服的人

單腳雨刷運動

因為髖關節過於僵硬，使膝蓋立得過高的人、無法做出正方形姿勢的人、沒辦法感覺到髖關節力量的人，請躺下來做腳的伸展彎曲操吧。

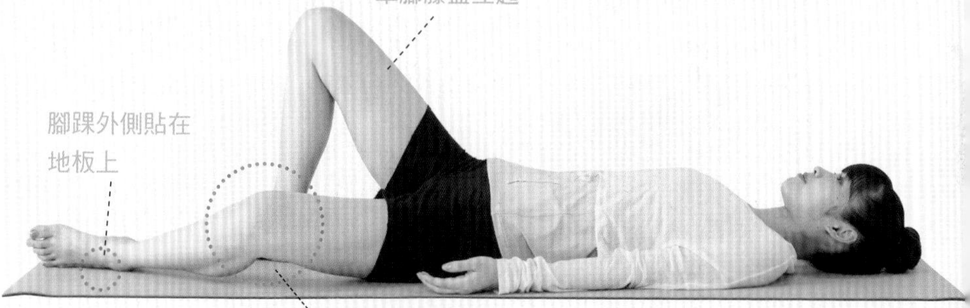

1 臉朝上躺下，讓一隻腳的膝蓋立起，另一隻腳則稍微彎曲膝蓋、向外側倒下。

2 像要在地面上摩擦腳踝一樣，把傾倒的那一隻腳的腳跟拉近髖關節，再回到原來的位置。重複這個動作10次。

3 另一腳也重複同樣的動作。

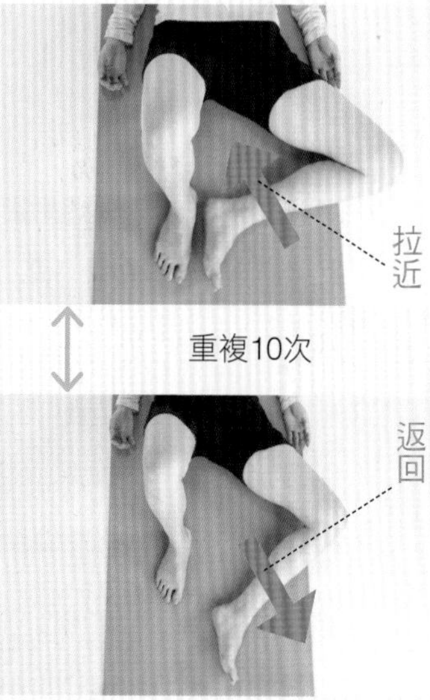

腰（髖關節）修復運動 Ⓑ

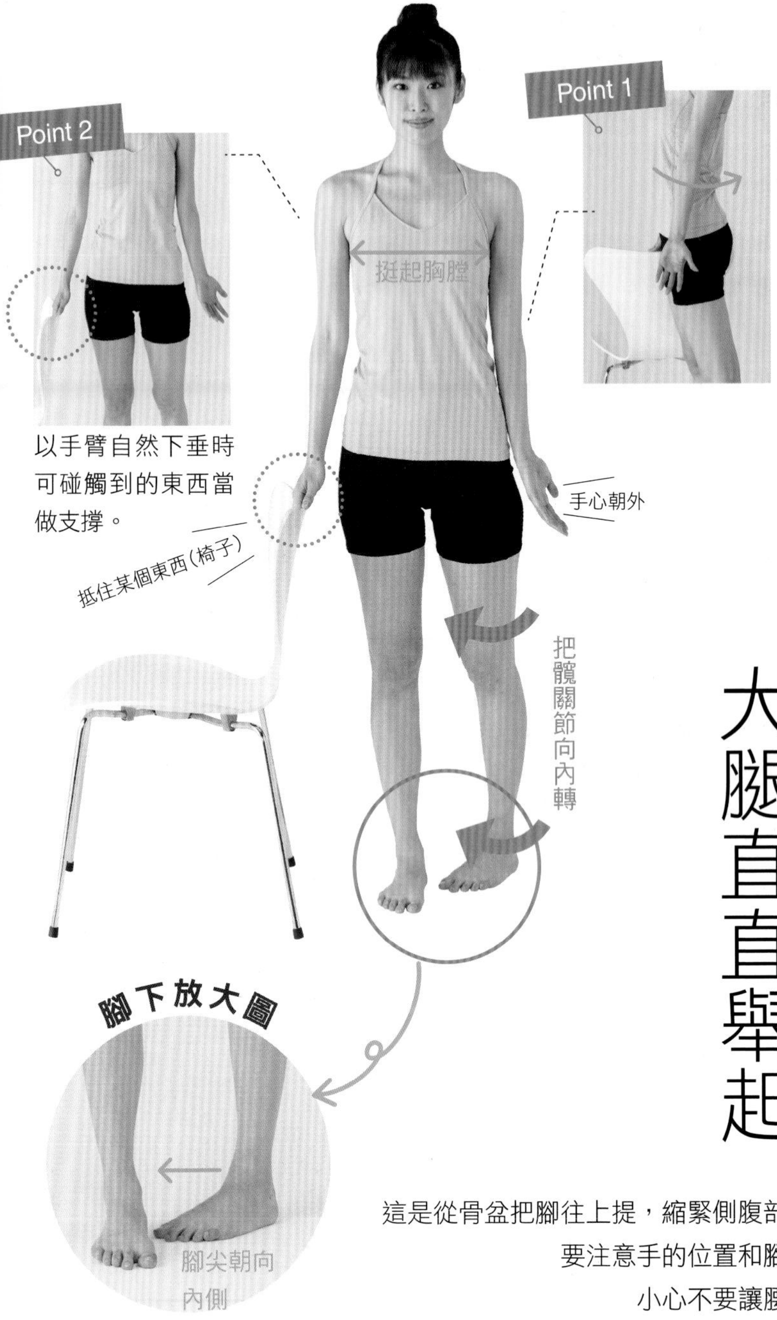
從大拇指向外側翻，把手心朝外

【腹橫肌鍛鍊】大腿直直舉起

這是從骨盆把腳往上提，縮緊側腹部的運動。
要注意手的位置和腳的角度，
小心不要讓腰部前凸。

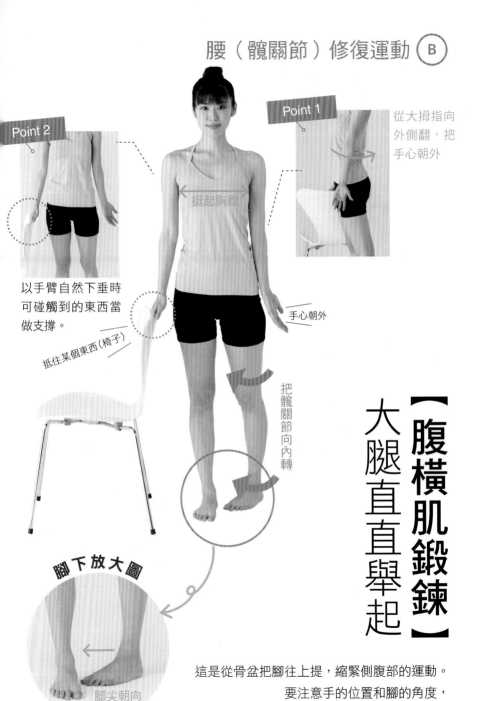

1 把右手靠在椅子上站立。左手下垂，手心朝向外側。左腳腳尖朝向內側。

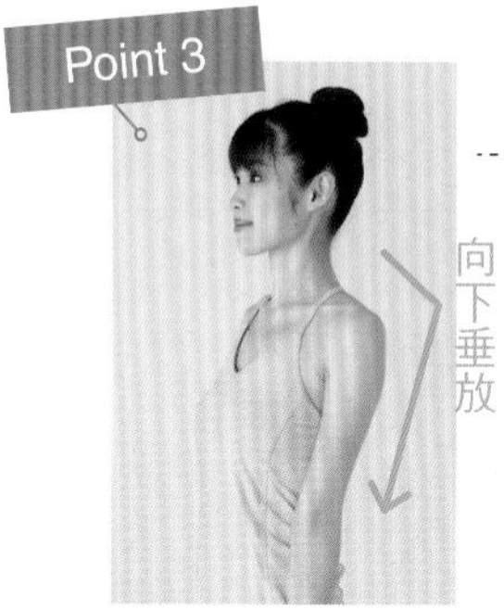

肩膀不要抬高。

2 在挺胸的狀態下，從骨盆抬起左腳。膝蓋不要彎曲，盡最大可能把腳往上抬並維持10秒鐘。

3 另一側也重複同樣的動作。

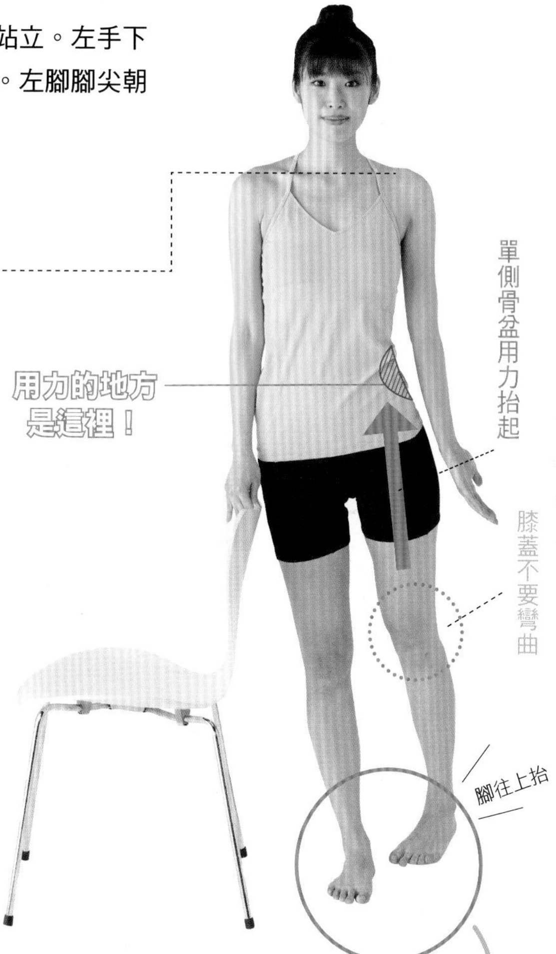

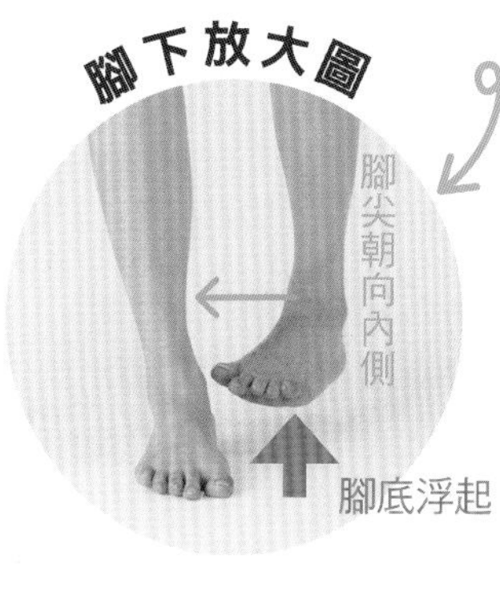

腋下和腰部像是要被壓縮一樣縮緊，腳維持向上抬的姿勢。

【腹橫肌鍛鍊
重點提醒】

用力的地方只有腰部側邊！手的位置和腳的方向是關鍵

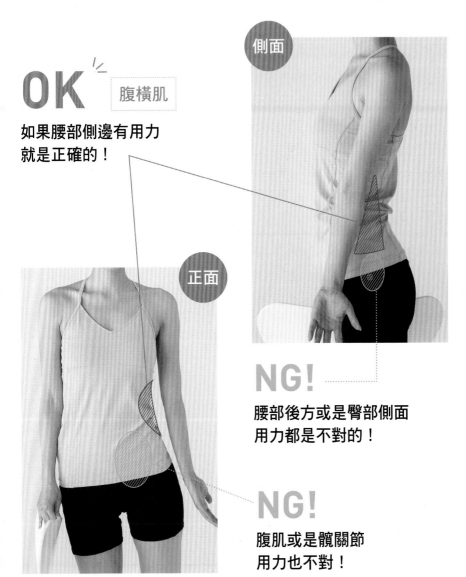

OK 腹橫肌

如果腰部側邊有用力
就是正確的！

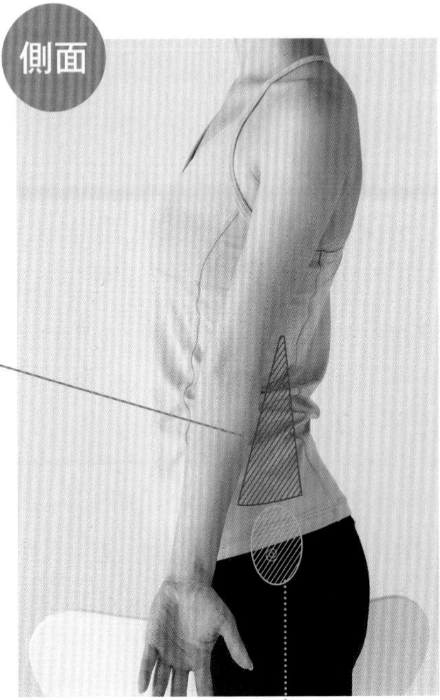

NG!

腰部後方或是臀部側面
用力都是不對的！

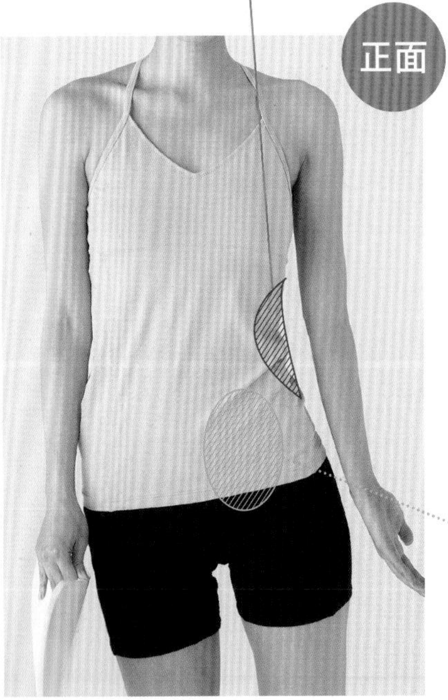

NG!

腹肌或是髖關節
用力也不對！

注意NG的姿勢

腳尖過於突出

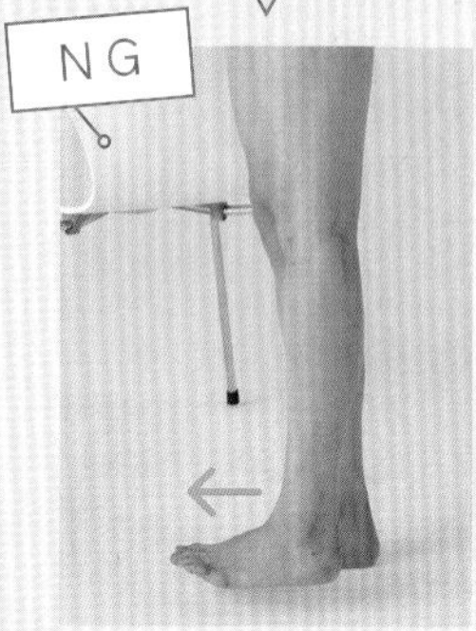

如果腳的位置過度向前，就會不小心用到腹肌的力量。

膝蓋彎曲

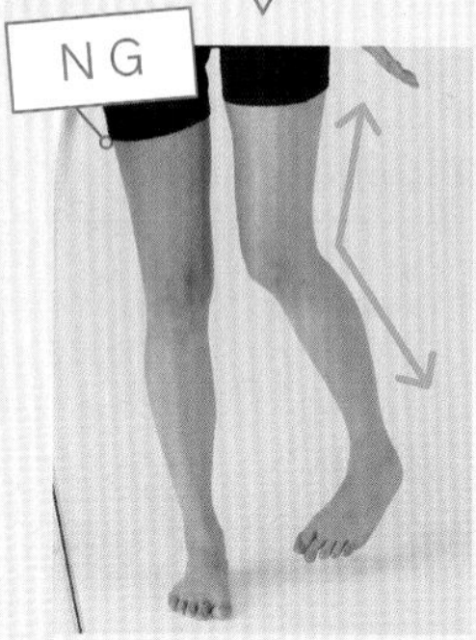

如果在膝蓋彎曲的狀態下把腳上抬，哪裡都出不了力。

腳尖貼在地面

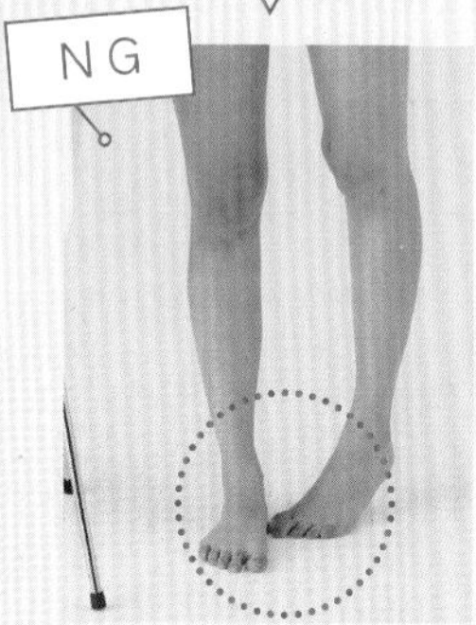

因為腳沒有上抬，腹橫肌也用不到力。

腳朝後方踢起

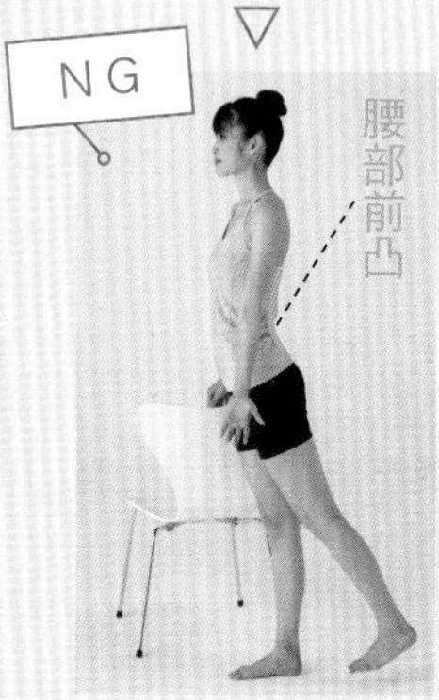

這樣會造成腰往前凸，會給腰部帶來負擔。腳尖應該朝向另一腳的腳踝。

手朝後方延伸

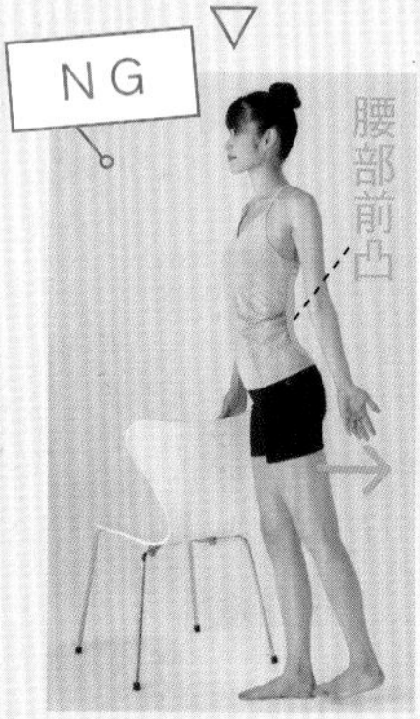

試著把手臂貼緊腋下，腰部才不會往前凸出。

肩膀上提

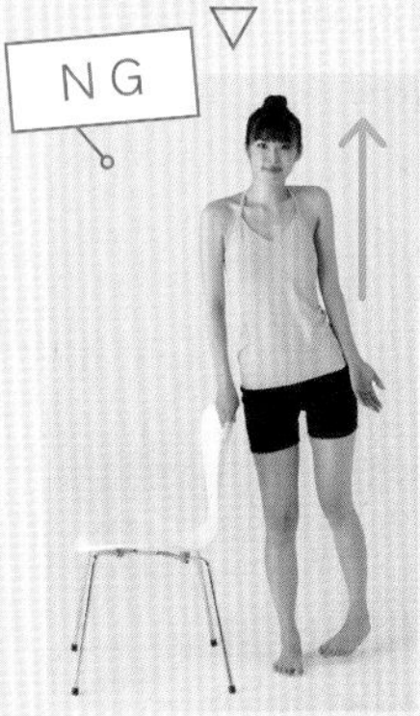

上半身不穩定，就沒辦法出力。請做肩胛骨的關節修復運動訓練上半身。

背呈圓弧狀

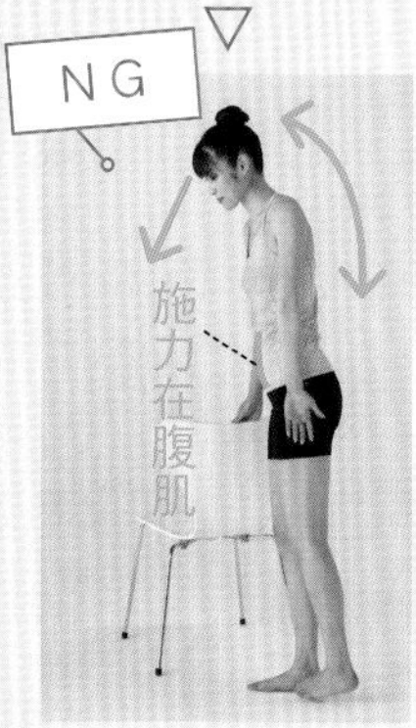

如果背拱起，用力的地方就不是腹橫肌，而變成腹肌。

膝蓋痛、腰痛、髖關節痛

以四種運動為一組同時做，改善的效果絕佳！

橫跨膝關節和髖關節的肌肉有很多

一個肌肉不一定只能讓一個關節移動，也有像「雙關節肌」這樣的肌肉，指的就是橫跨兩種關節的肌肉。

特別像膝關節，是被橫跨髖關節來做移動的大型肌肉們所支撐。膝蓋前方是股直肌，後面是大腿後側肌群（又稱膕旁肌群，包含股二頭肌、半腱肌、半膜肌），外側是闊筋膜張肌，內側是股薄肌。這四個雙關節肌把膝關節和髖關節連接在一起。

因此，一旦膝關節的偷懶肌（內收肌和膕旁內肌）弱化，髖關節的移動也會變差，使腰部產生疼痛。同理，髖關節弱化的話，膝蓋就會變得沒辦法用力，因而感到疼痛。這就是為什麼膝蓋的鍛鍊務必要和腰部的鍛鍊一起做的原因，這樣才能讓你的下半身在移動時有驚人的進步。

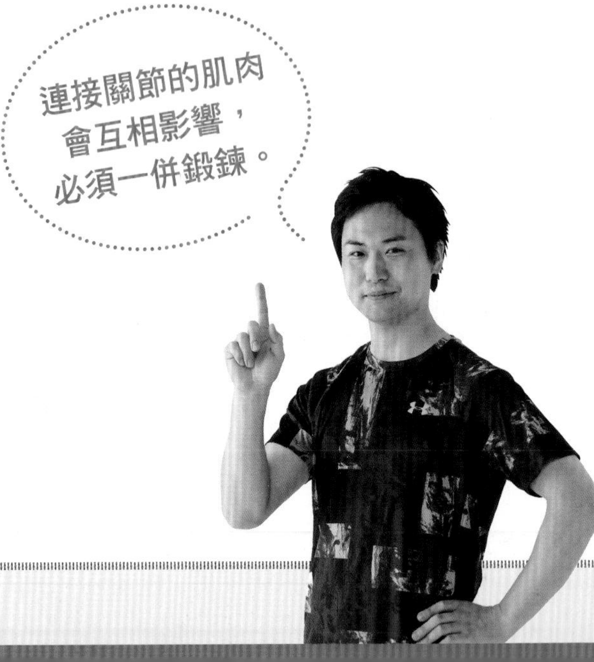
連接關節的肌肉
會互相影響，
必須一併鍛鍊。

LESSON 3

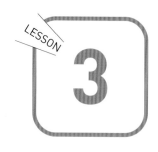

穩定腳踝！
踝關節修復運動

你是否曾經在睡覺的時候，或是稍微改變睡姿的瞬間，有突然腳抽筋的經驗？肌肉會「抽筋」是偷懶肌害的，因為某個肌肉弱化，導致其他肌肉過度勞動，就會突然無法動彈。

小腿會抽筋就是因為脛後肌跟腓骨肌的力量變弱。另外也會引發腳底的問題，例如：總是在同一個地方長水泡，或是鞋底磨損成奇怪的形狀。腳趾頭打不開、腳趾頭扭曲、或腳趾無法出力等等，當你心中產生懷疑時，請做做看腳踝的運動吧。

腳踝的

偷懶肌

A

負責抬起腳底足弓部
脛後肌

偷懶度 ★★☆☆

脛後肌位在小腿最深層的部分，作用是能讓腳踝延伸。一旦這裡弱化，腳心就會沒辦法用力，使腳底的足弓處下沉，走路變得像企鵝一樣發出啪啪聲響。而且，脛後肌變弱的話，就無法用肌肉來支撐腳拇趾，因此容易形成拇趾外翻。

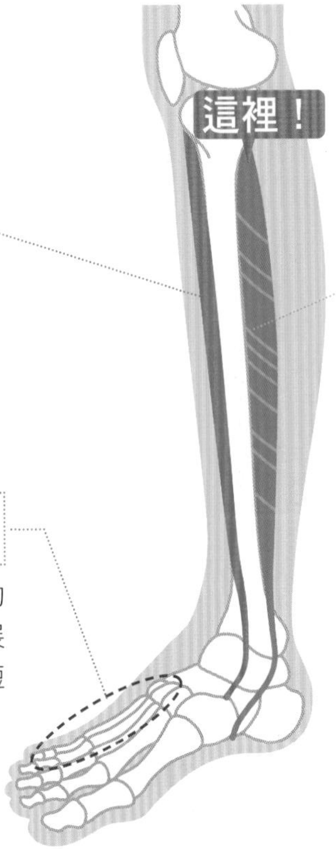
勤勞肌
偷懶肌
這裡！
脛前肌
從小腿前側延伸到外側，能夠抬起腳尖的肌肉。
脛後肌
從膝蓋內側延伸到腳心的肌肉，位於小腿內側。
小趾球肌群
位於腳底小趾側的肌肉群。包含外展小趾肌、屈小趾短肌、小趾對趾肌。

脛後肌偷懶的話，腳底的足弓處就會下降，變成後天的扁平足。這樣的走路方式會造成鞋子內側容易被磨損。

腳踝的

偷懶肌

B

小腿外側的肌肉
腓骨肌

偷懶度 ★★★★

腓骨肌是支撐從小腿肚外側到腳的小趾根部的肌肉。脛前肌是從大拇趾側，腓骨肌則是從小趾側，共同支撐著腳底、防止腳踝扭傷、保持腳底足弓處的漂亮形狀。一旦腓骨肌弱化，腳底的足弓處就會變得過高，腳趾也會外翻。這個結果將會造成腳跟容易受傷。

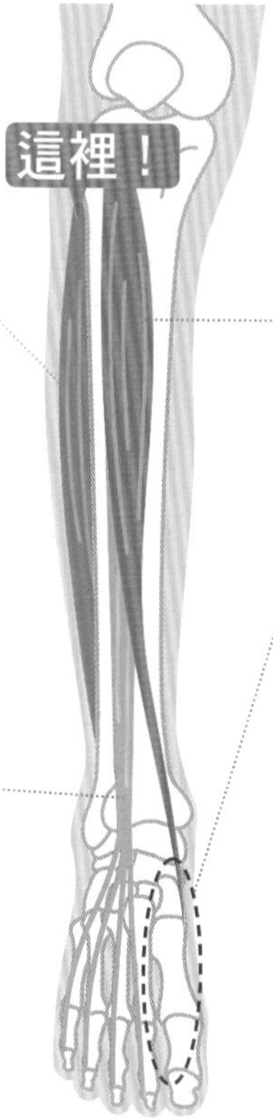

偷懶肌

腓骨肌

從小腿肚外側通過腳踝，延伸到腳底的小趾側。

勤勞肌

伸趾長肌

抬起除了拇趾以外的四根腳趾頭的肌肉。

勤勞肌

脛前肌

拇趾球肌群

位於腳底拇趾側的肌肉群。包含外展拇肌、屈拇短肌、內收拇肌。

伸趾長肌過度勞動會使腳趾外翻，而拇趾球肌群為了抑制外翻，便會使腳心時常處於緊繃的狀態。

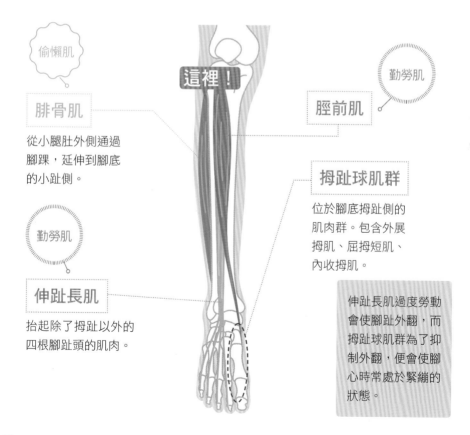

踝關節修復運動 Ⓐ

1 坐在地板上，左腳伸直。把右腳腳跟靠在左腳小腿肚上後，大力地推。

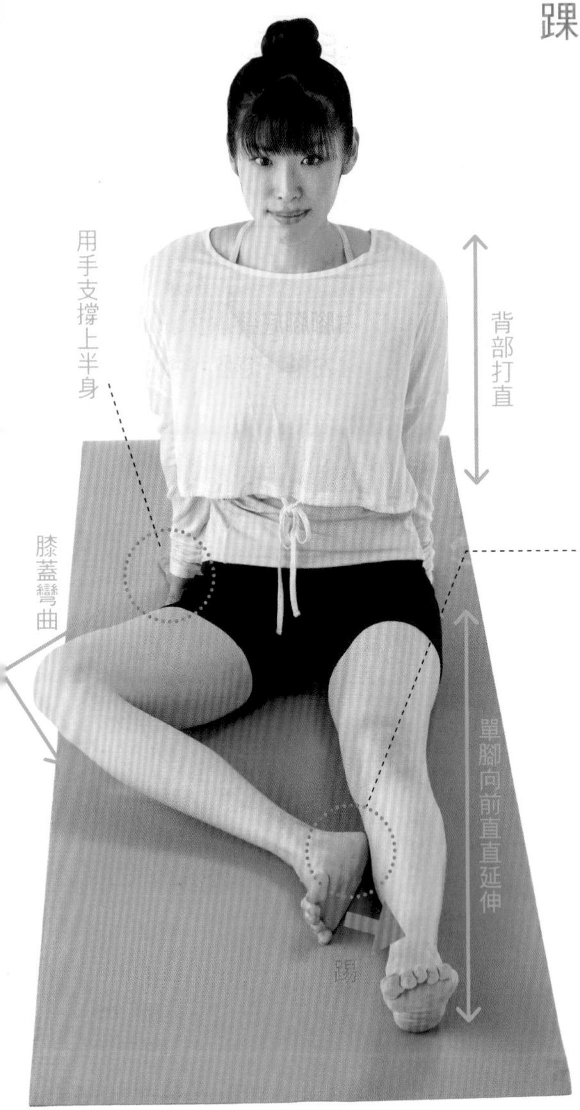

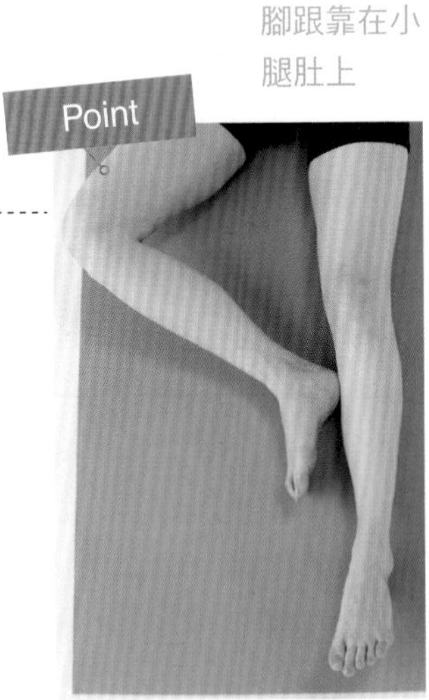

【脛後肌鍛鍊】
踢小腿肚

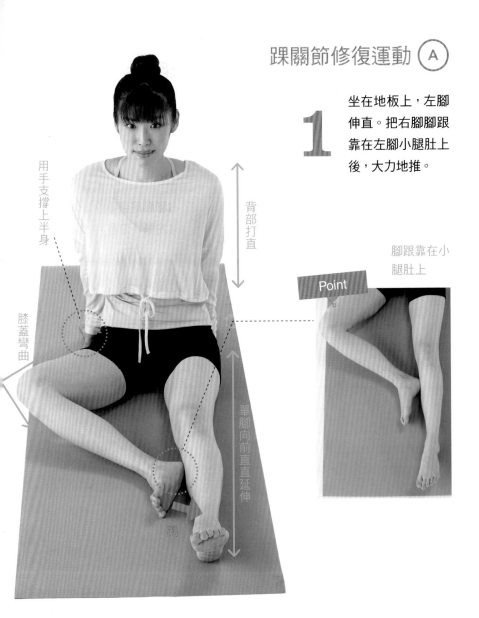

注意NG的姿勢

腳跟浮起

▽

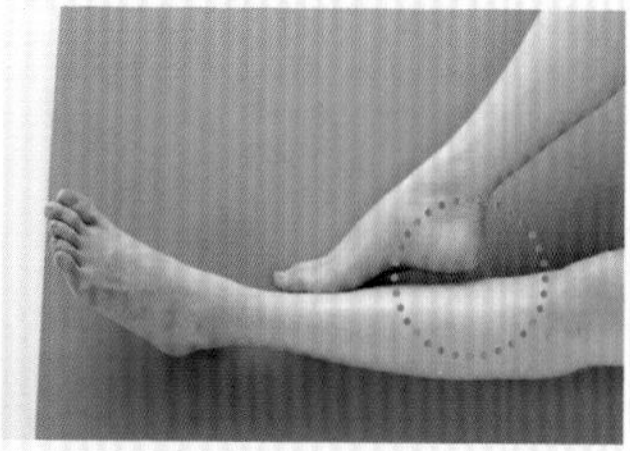

如果腳跟側面離開地面、浮起來的話，就會變得難以出力。

只用腳尖按壓

▽

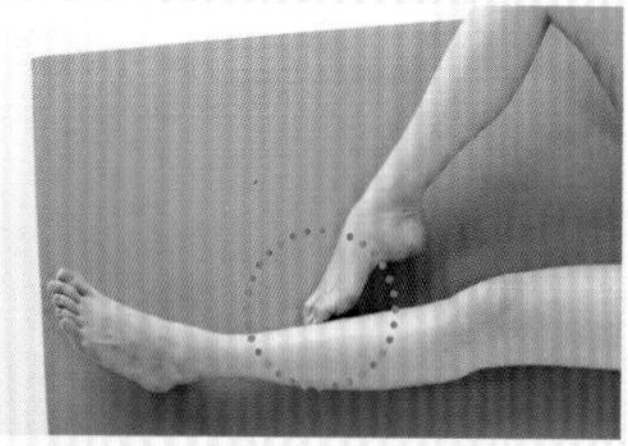

會變成是小腿肚外側在用力。

在腳趾翹起的狀態下按壓

▽

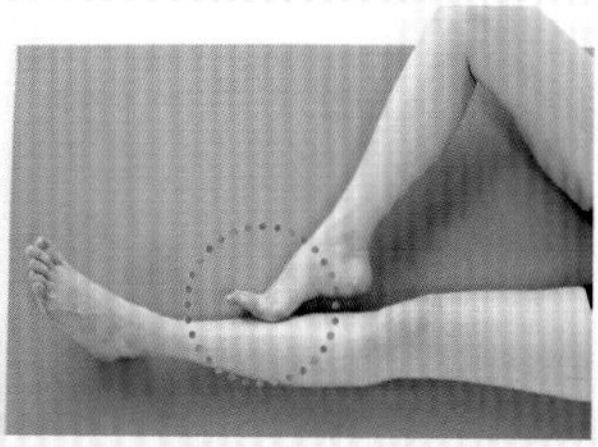

如果腳趾翹起，腳會變得難以施力。

如果能看到小腿肚內側的肌肉隆起，就是有效的證據。要好好地抵住！

2 右腳腳底要以全部的力氣，往左腳小腿肚持續推壓10秒。

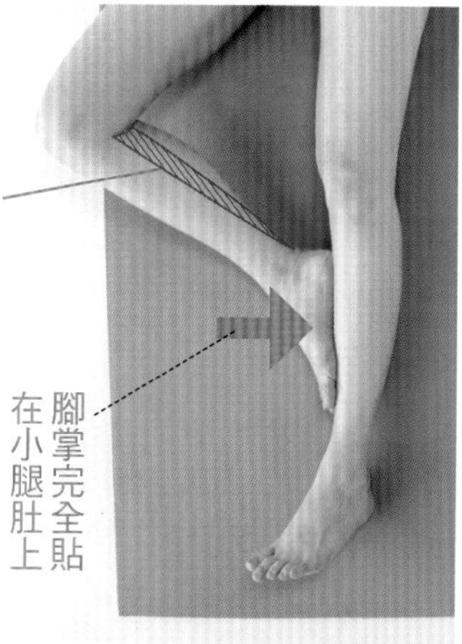

3 兩腳姿勢交換，重複同樣的動作。

這是靠著用一腳腳底踢另一腳的小腿肚，來訓練脛後肌的運動。請以腳底最大的力量來按壓，讓沉睡中的肌肉力量覺醒吧。

【 脛後肌鍛鍊
重點提醒 】

「小腿肚凸起」
是脛後肌用力的證明

NG! 小腿正面或外側用力的話
是不對的！

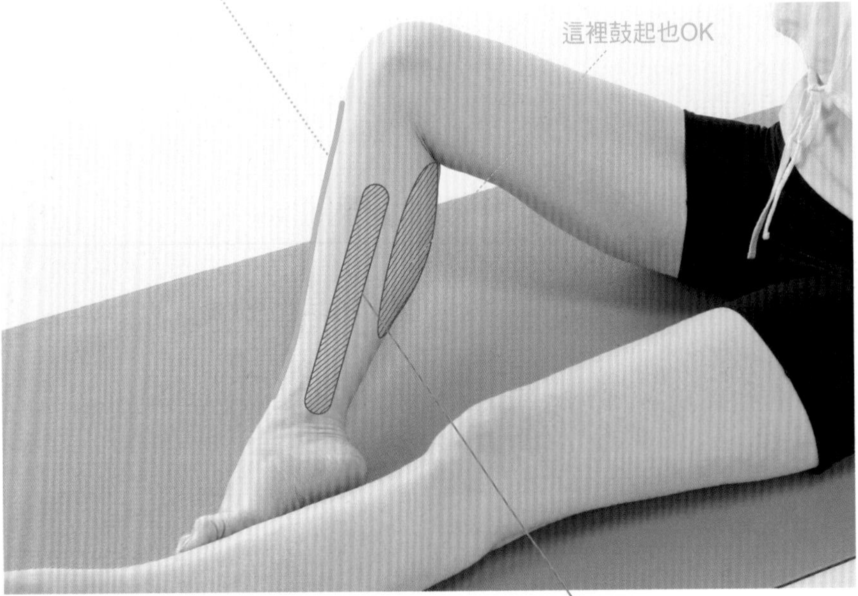

OK

脛後肌

小腿肚內側用力的話就是對的！

如果脛後肌用力，構成小腿肚的腓腸肌也會用力，所以小腿肚鼓起的情形很常見，並沒有問題。只要注意小腿正面等其他地方不要用力就好。

脛後肌的
其他鍛鍊

可以改善拇趾外翻

腳趾握拳

要改善拇趾外翻，鍛鍊脛後肌是捷徑。持續做這個運動可以馬上解除疼痛。即使是輕度變形了，也有機會能改善。

1 坐在椅子上，一腳踩平在地上，另一腳腳尖朝上，讓腳踝彎曲。

2 在這個狀態下彎曲腳趾，使盡最大的力量維持10秒鐘。另一腳也重複同樣的動作。

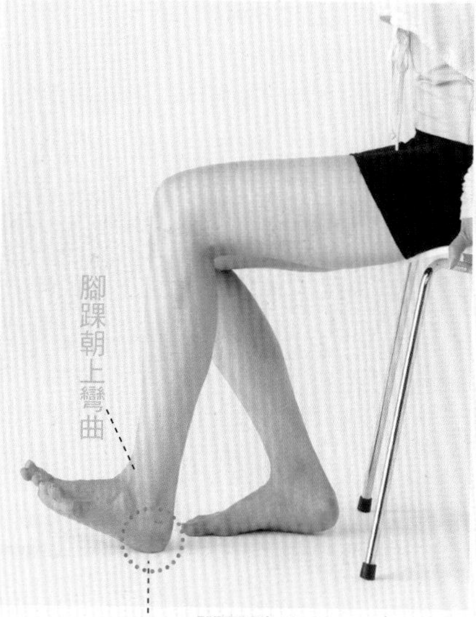

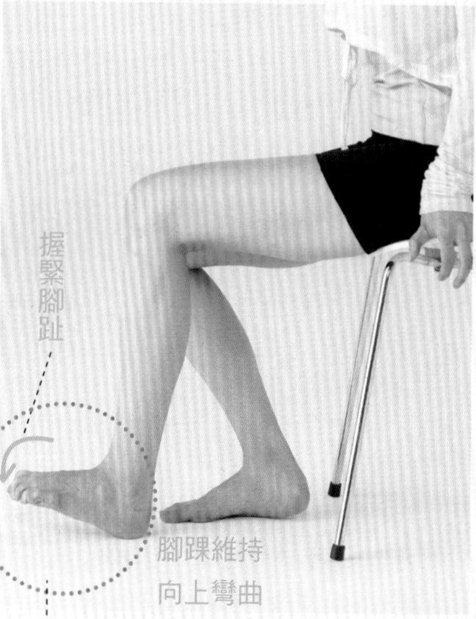

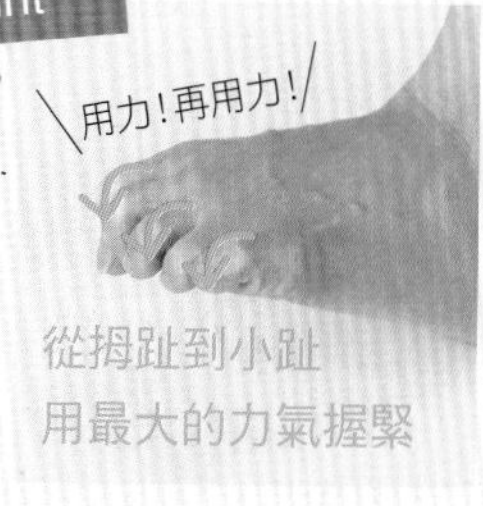

脛後肌鍛鍊
再加上腳趾運動
讓腳健康有力

【腓骨肌鍛鍊】優雅公主的姿勢

坐在椅子上，把膝蓋向內靠近，腳尖直直向前伸出……
看似優雅的姿勢，卻是效果極好的鍛鍊。把力量集中在拇趾上吧！

1 坐在椅子上，右腳直直向前一步，拇趾（或拇趾和食指）貼在地面，腳跟稍微向上抬。

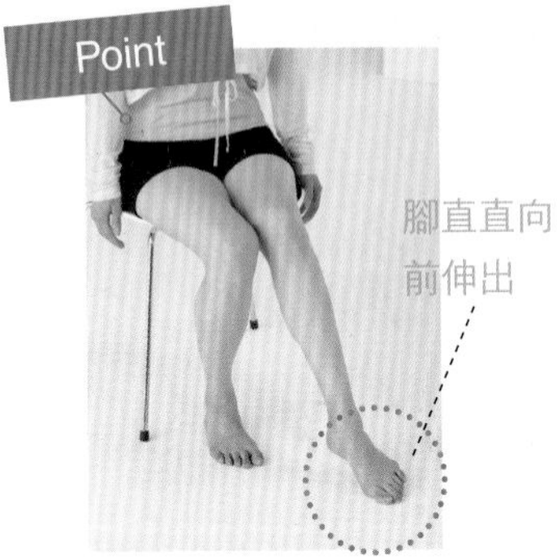

單腳向前一步。

放大圖①
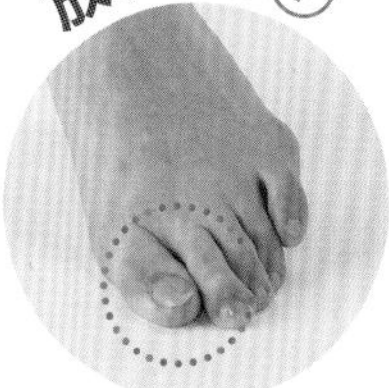
用拇趾承受力量

2 一邊在小腿外側出力，一邊用最大的力氣將拇趾緊緊壓在地面，並維持10秒鐘。

放大圖②
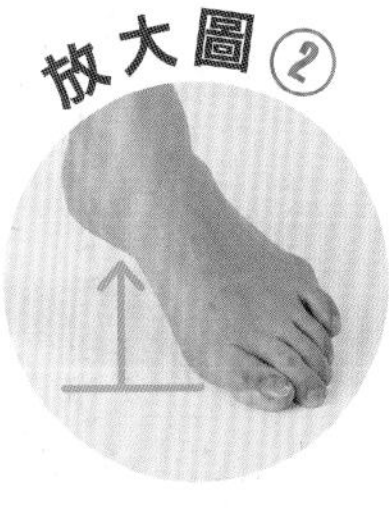
腳跟只有稍微提起

3 另一腳也重複同樣的動作。

腳跟輕輕上抬，拇趾緊壓地面。外出時也能坐著進行的動作。

其他趾頭翹起

▽

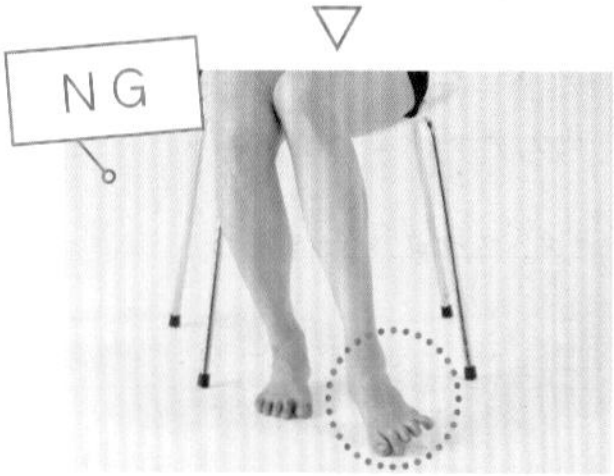

小腿外側變得難以用力。

腳尖朝向內側

▽

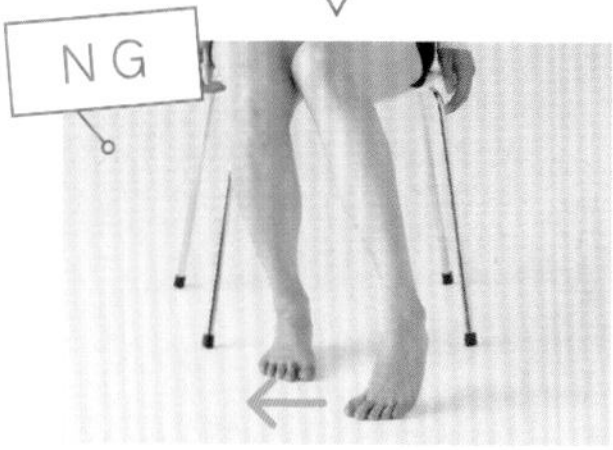

小腿內側會不小心出力。

腳跟抬得過高

▽

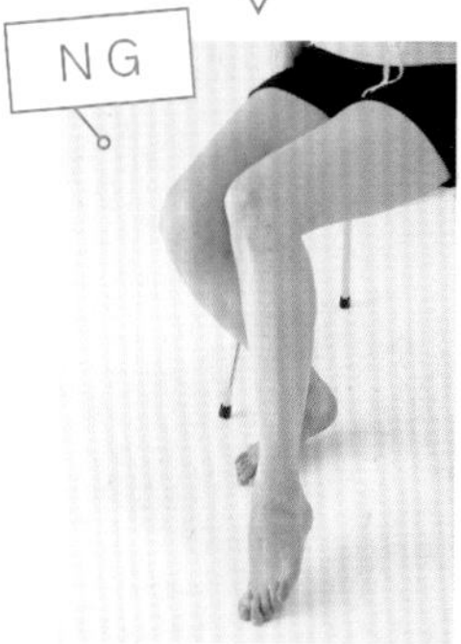

造成小腿內部出力。

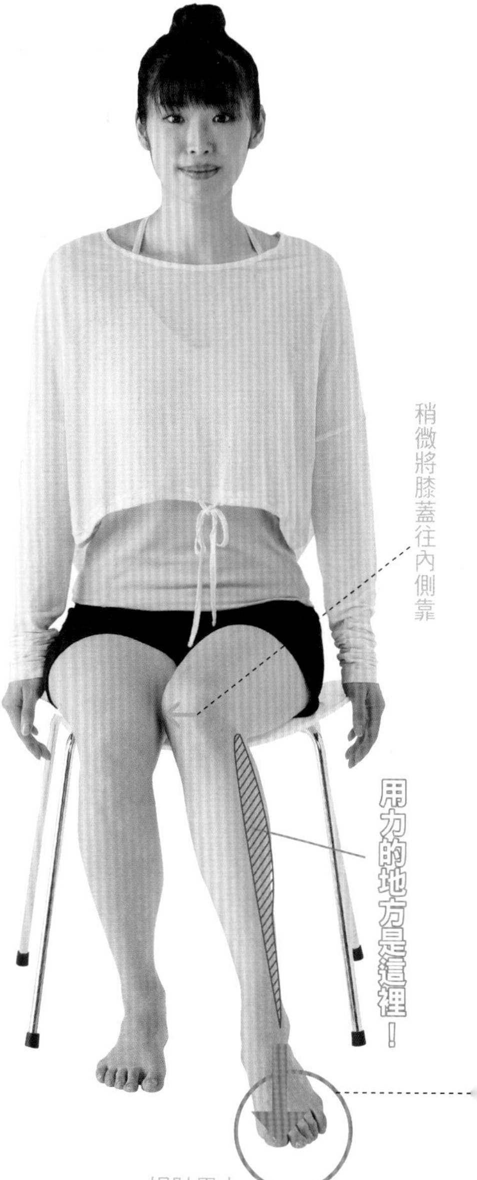

【腓骨肌鍛鍊
重點提醒】

雖然是難以用力的肌肉，但可以檢查是否有變硬。

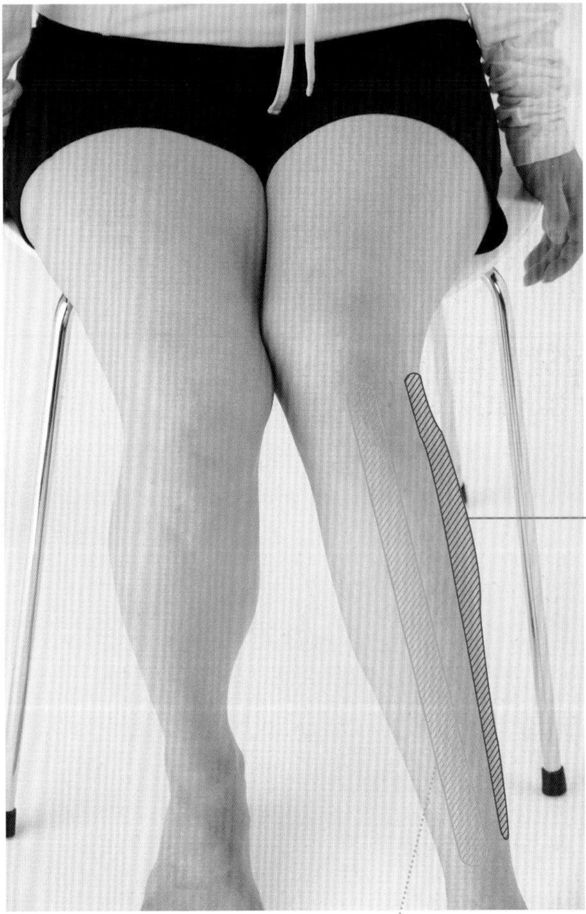

OK

腓骨肌

小腿外側變硬的話就是正確的！

腓骨肌如果太久沒有使用，會難以感受到是否有用力。這時候可以摸摸看小腿的外側，就算只有一點點硬的筋絡浮現，也是姿勢正確的最好證明。

NG!

小腿前側用力的話是不對的！

LESSON

4

緩解脖子～肩膀僵硬！
肩胛骨的關節修復運動

肩胛骨是連接肩膀和手臂，尺寸約為手掌大的骨頭。而這裡要教大家鍛鍊的是連接肩胛骨和肋骨的「肩胛胸廓關節」。大多數肩膀僵硬很嚴重的人，都是因為保護這個關節的肌肉弱化，使關節變得不穩定。

為此，我們必須鍛鍊的偷懶肌是菱形肌和前鋸肌。這些肌肉同時弱化的話，會使支撐脖子的肌肉變成勤勞肌，結果造成脖子無法轉動或變成直脖子（頸椎的曲度消失、變直）。如果有脖子痛的情況，做這套運動會有很大的效果。

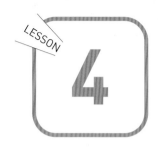

肩胛骨的
偷懶肌
A

從背部支撐肩胛骨
菱形肌

偷懶度 ★★★☆

覆蓋背部的大肌肉是斜方肌，在那內側還有一個菱形的肌肉，稱為菱形肌，是將肩胛骨拉近內側的肌肉。因為日常生活中都是另一個位於內側的提肩胛肌在努力，所以菱形肌很容易偷懶。但一旦這裡變弱，肩胛骨就會變得不穩定，抬起手臂時會產生疼痛感。頸部或肩膀僵硬，也是這裡比較弱的關係。

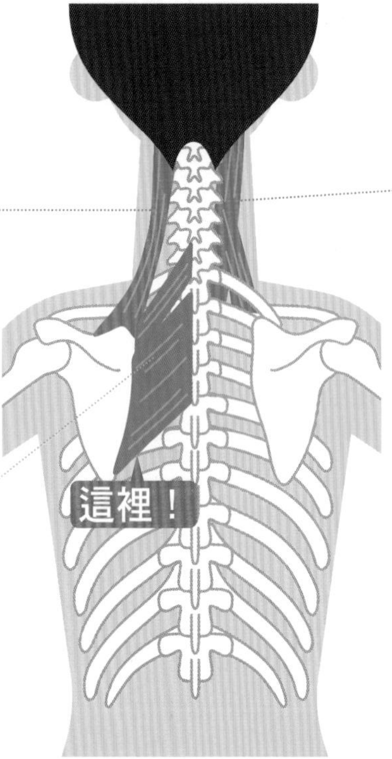

勤勞肌

提肩胛肌

連接肩胛骨到脖子後方的肌肉。

勤勞肌

胸鎖乳突肌

連接鎖骨到脖子後方的肌肉。

偷懶肌

菱形肌

連接脊椎到肩胛骨的菱形肌肉。

如果菱形肌偷懶，脖子後面的肌肉就會過度努力，造成脖子到肩膀整區變得僵硬。

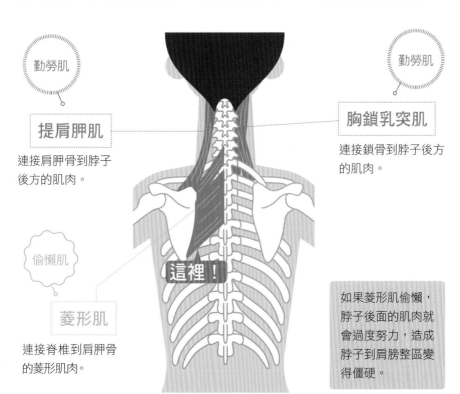

肩胛骨的

偷懶肌

B

腋窩下的肌肉
前鋸肌

偷懶度 ★★★★

因為把手臂向前伸出時會用到，所以又被稱為「拳擊手的肌肉」，是提供肩胛骨穩定性最重要的肌肉。一旦這個肌肉偷懶，肩胛骨就會被拉往外側，因此兩肩比胸部還要向前突出，形成「圓肩」。把手臂用力往下甩時產生的疼痛感，也是前鋸肌弱化的證據。

前鋸肌偷懶，胸小肌就會過度勞動，造成肩胛骨被拉向前方，形成圓肩。斜角肌也會用力，導致頸部僵硬或直脖子。

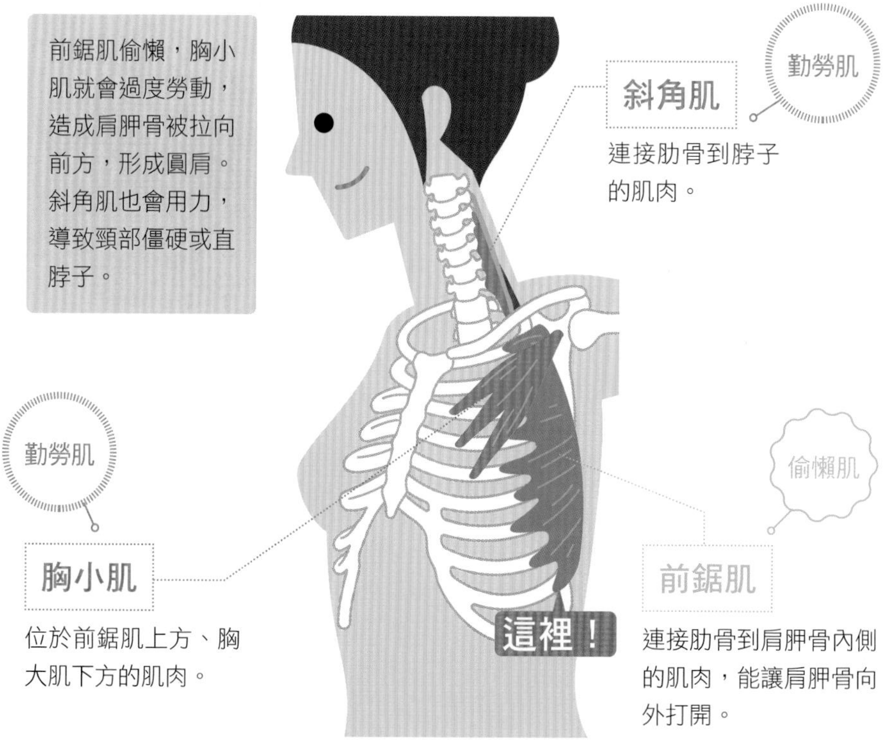
勤勞肌
斜角肌
連接肋骨到脖子的肌肉。
勤勞肌
胸小肌
位於前鋸肌上方、胸大肌下方的肌肉。
這裡！
偷懶肌
前鋸肌
連接肋骨到肩胛骨內側的肌肉，能讓肩胛骨向外打開。

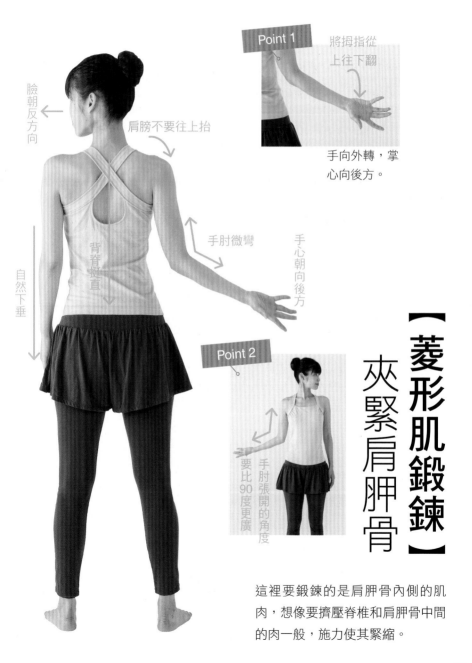

【菱形肌鍛鍊】夾緊肩胛骨

手向外轉，掌心向後方。

這裡要鍛鍊的是肩胛骨內側的肌肉，想像要擠壓脊椎和肩胛骨中間的肉一般，施力使其緊縮。

不可以扭轉上半身，只翻轉手臂，將肩胛骨往內側移動。

1 兩腳張開與肩膀同寬站立。將右手肘往外側微微彎曲，手心朝向後方。

2 身體維持朝向前方，臉向左邊轉。將右手肘往後方拉近背部，設法讓肩胛骨靠近脊椎，持續出力10秒鐘。

3 另一側也重複同樣的動作。

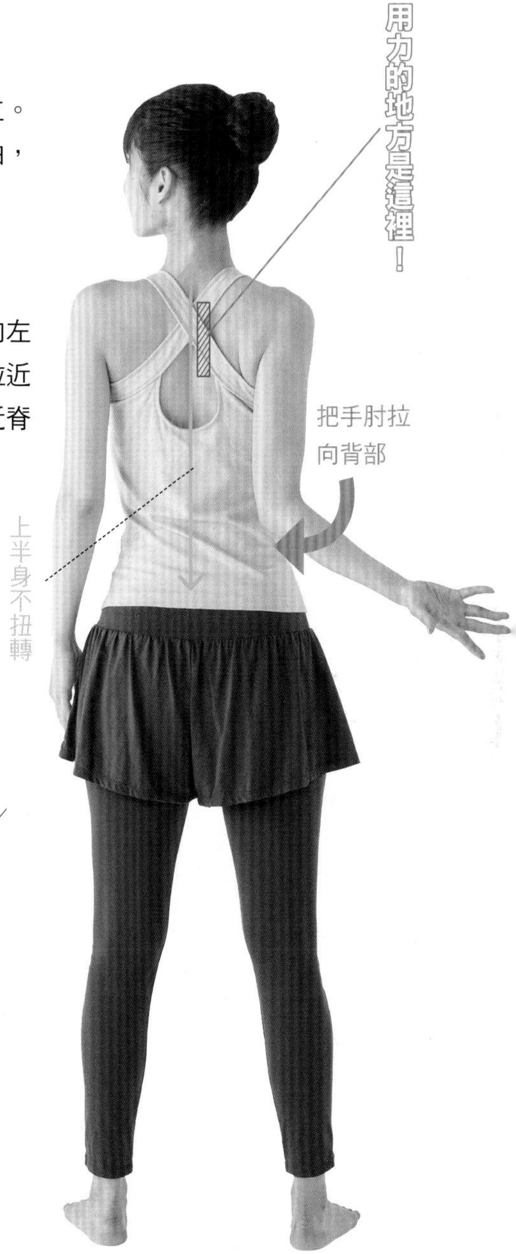

用力的地方是這裡！
把手肘拉向背部
上半身不扭轉

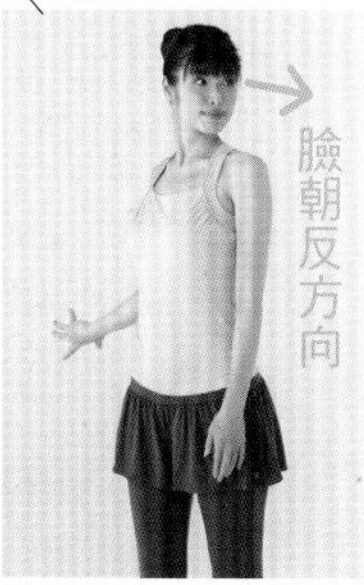

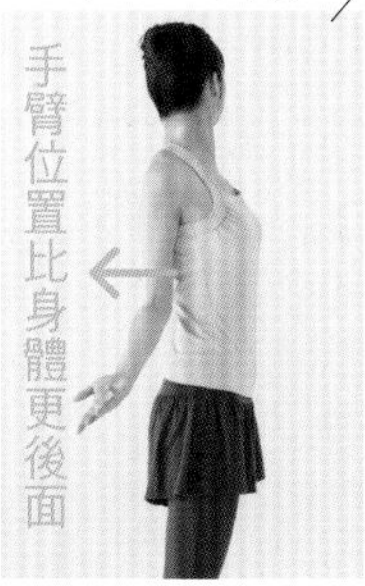

身體朝向前方，不扭轉。

【 菱形肌鍛鍊
重點提醒 】

感覺
「菱形肌被肩胛骨和
脊椎夾住！」

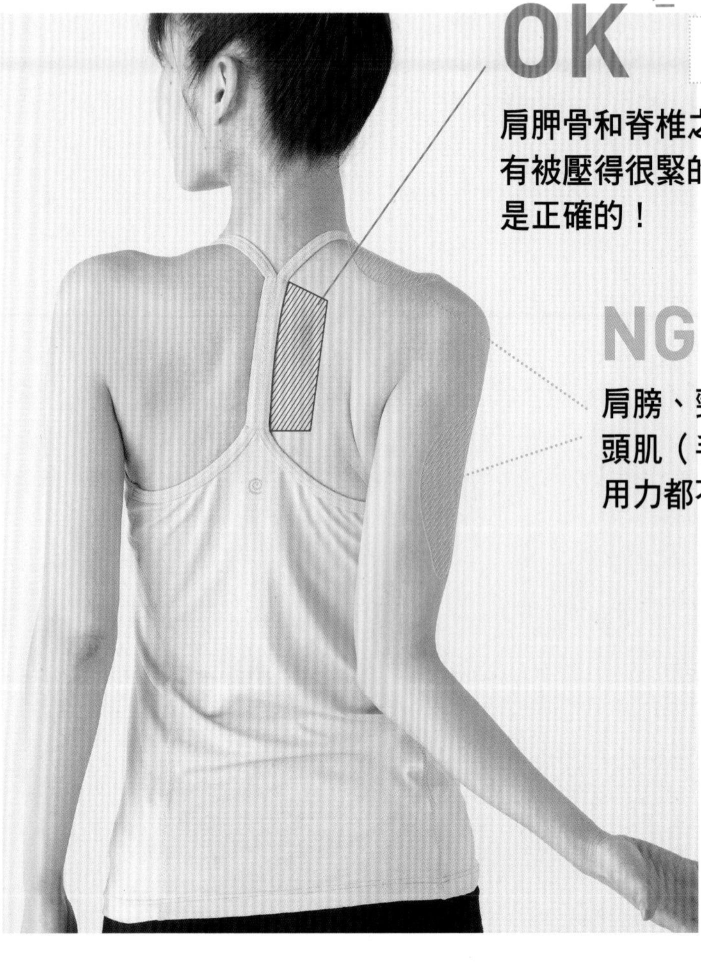
OK
菱形肌
肩胛骨和脊椎之間的肌肉
有被壓得很緊的感覺，就
是正確的！
NG!
肩膀、頸部或肱二
頭肌（手臂肌肉）
用力都不對！

注意NG的姿勢

手肘彎曲的角度錯誤

▽

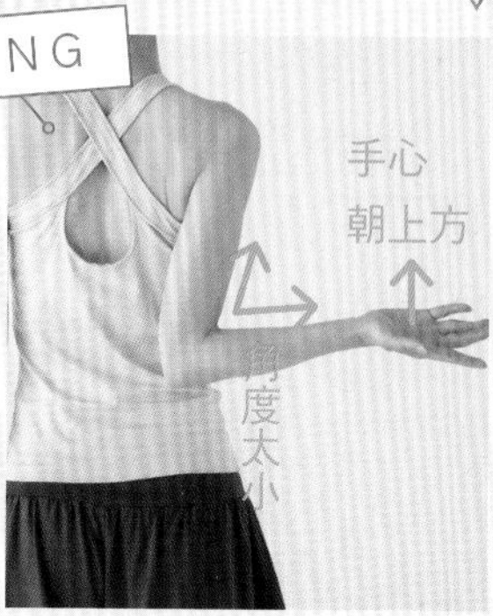

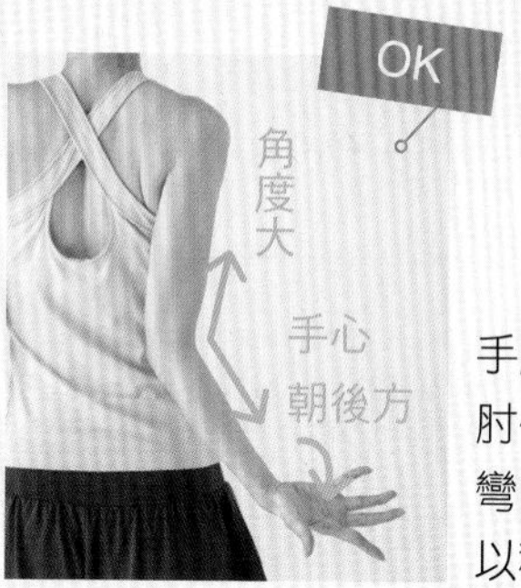

手肘的角度很重要。若手肘像左邊的照片一樣過度彎曲，會使肩胛骨變得難以移動。

手心朝向前方

▽

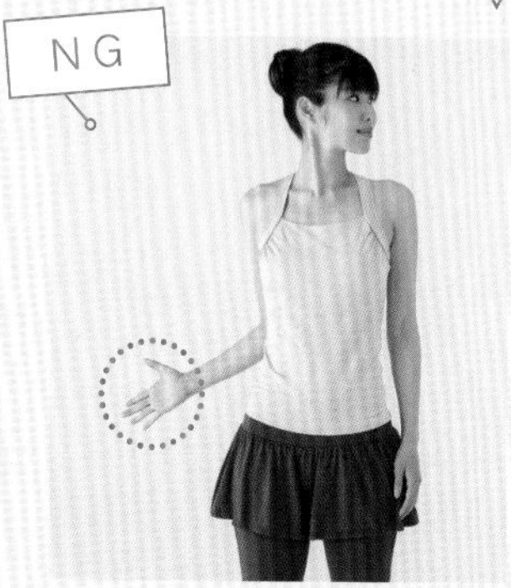

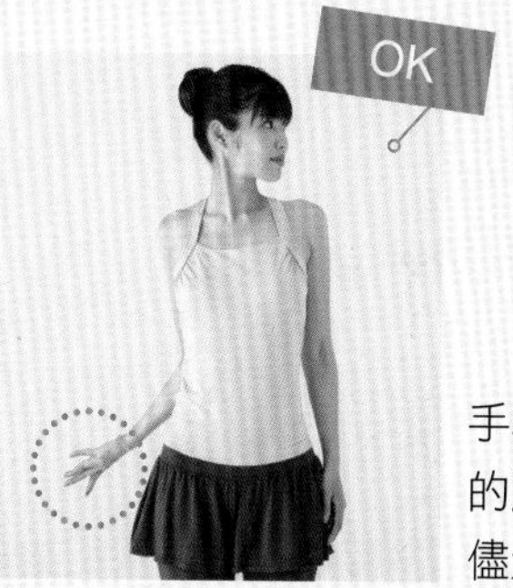

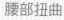

手心朝前會給菱形肌以外的肌肉造成負擔，所以請儘量向後轉。

腰部扭曲

▽

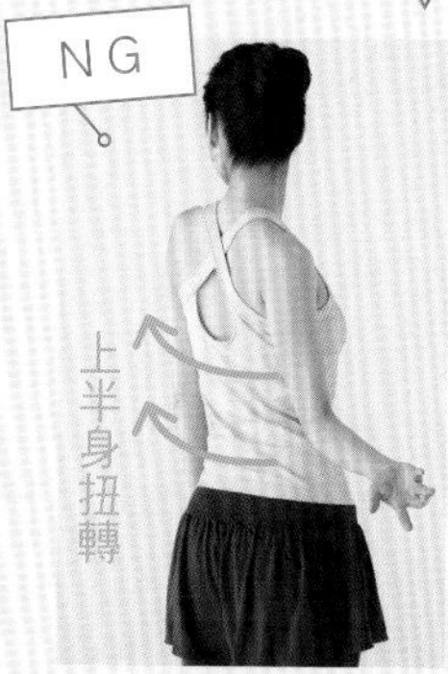

如果連上半身都扭轉了，就不會運動到菱形肌。

arrange 變化版

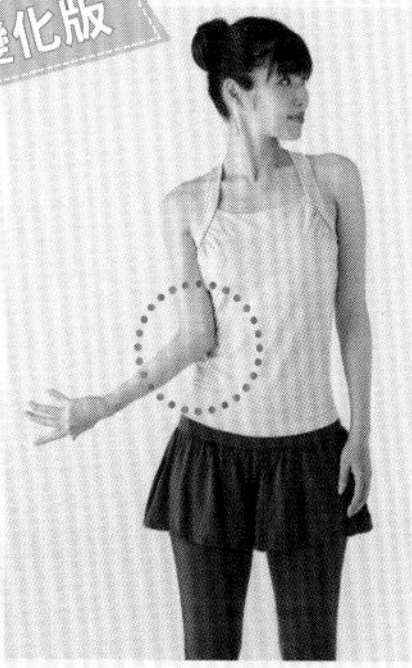

感覺痛時，把手臂向前

如果因為肩膀痛而沒辦法照做，把手肘放到身體前面也可以，但要注意肩胛骨是否有向內靠。

肩胛骨的關節修復運動 B

【前鋸肌鍛鍊】雙手T字互壓

這是鍛鍊肩胛骨外側（前側）肌肉的運動。
雙手以反向的力量相互抗衡，注意腋下要用力！

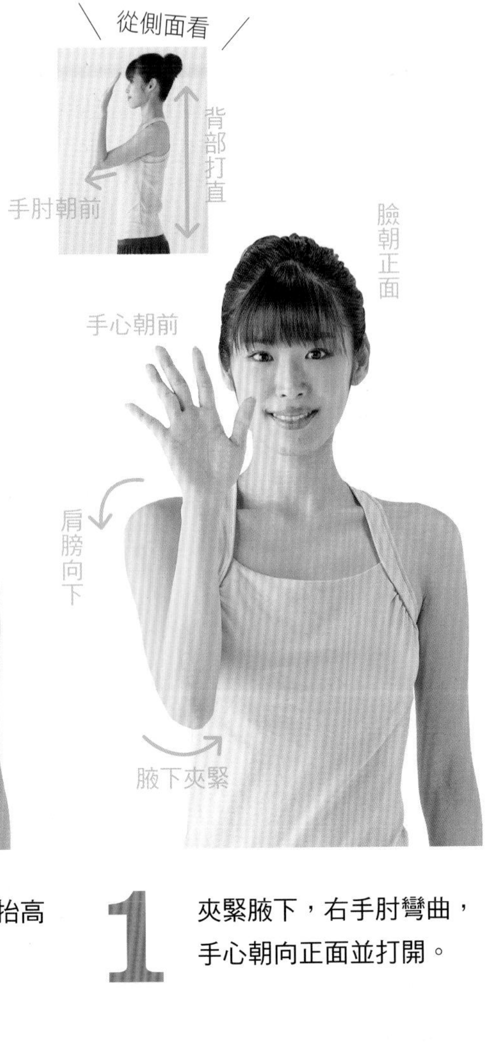

1 夾緊腋下，右手肘彎曲，手心朝向正面並打開。

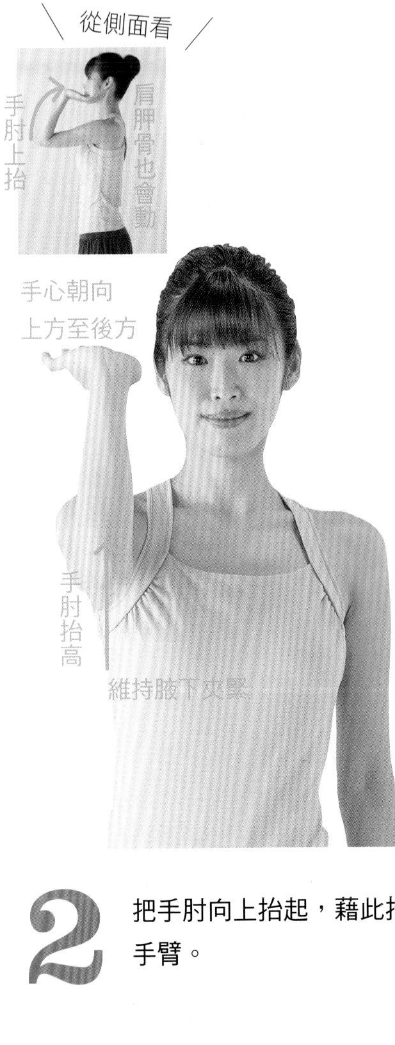

2 把手肘向上抬起，藉此抬高手臂。

集中全部力氣在往上推的手臂、下壓的手和腋下的肌肉吧！

手肘打太開
▽

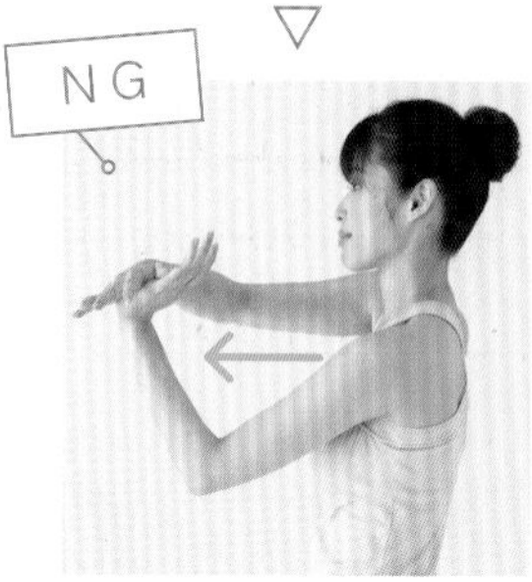

變成只有手臂用力。

肩膀上抬
▽

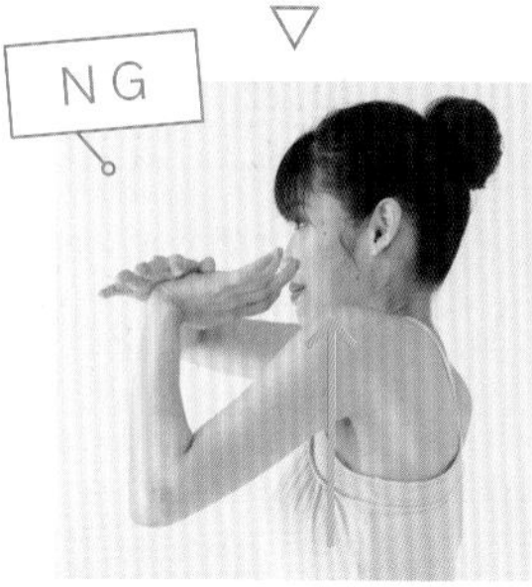

肩膀也因此跟著出力。

腋下打開
▽

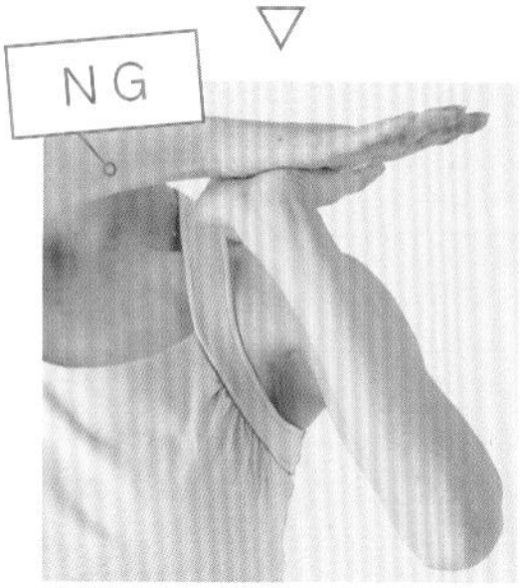

腋下變得沒辦法用力。

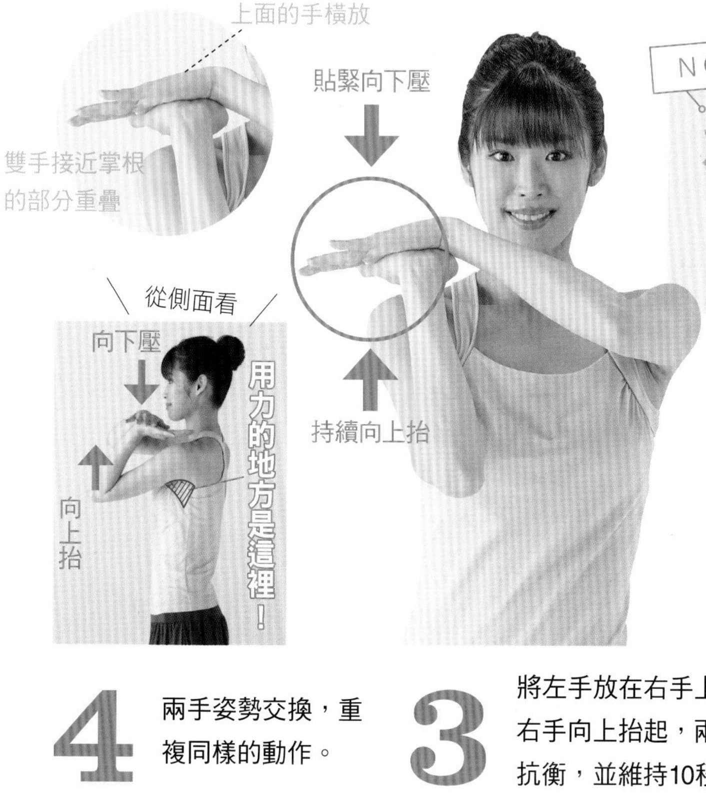
上面的手橫放
雙手接近掌根
的部分重疊
貼緊向下壓
持續向上抬
從側面看
向下壓
向上抬
用力的地方是這裡！

下方的手橫放
▽

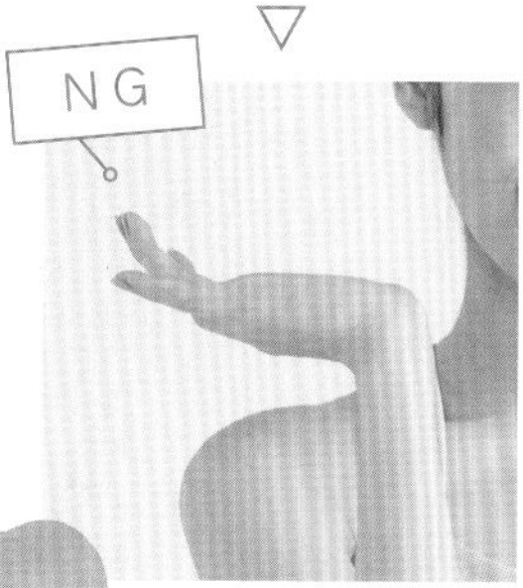

會造成在背部那側用力。

4 兩手姿勢交換，重複同樣的動作。

3 將左手放在右手上往下壓，阻止右手向上抬起，兩隻手都以全力抗衡，並維持10秒鐘。

【前鋸肌鍛鍊
重點提醒】

用力到感覺「腋下好像夾住什麼東西一樣！」

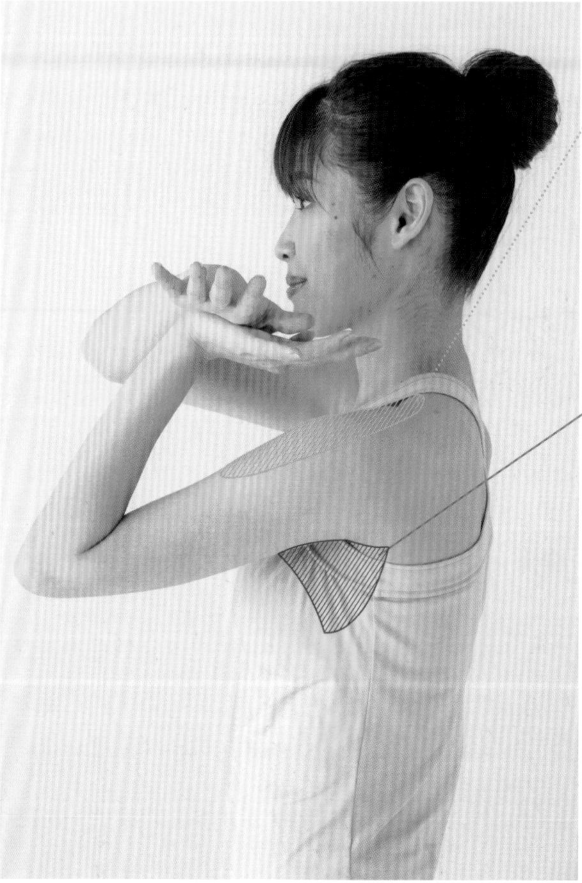

NG!

如果從脖子後面到肩膀的肌肉有用力是不對的！

OK

前鋸肌

從肩胛骨到腋下有用力的話，就是正確的！

NG姿勢是指從肩膀的後方、肩膀到上臂都有用力，可是腋下卻沒有用力。在操作此動作時，要感覺腋下好像夾著什麼東西一樣去施壓。

LESSON 5

改善肩膀疼痛！肩關節修復運動

　肩關節指的是肩胛骨和肱骨接合的關節處。我們可以把手臂向上抬起或放下、扭轉，都多虧了這個關節。它的特徵是，可動範圍越大，負擔也就越大。

　很多人隨著年齡增加而變得很難將手臂向上舉，像這樣關節活動度受限的情形常以「五十肩」稱之。這時候應該要鍛鍊的是：支撐肩膀前方的肩胛下肌，和支撐肩膀後方的肱三頭肌，這兩個肌肉能讓肩關節穩定。

　肩關節如果變弱，肩膀僵硬情形也會變嚴重，若想改善問題，合併肩胛骨的關節修復運動一起做，將有不錯的效果。

肩關節的

偷懶肌

A

肩膀前方深處的肌肉

肩胛下肌

偷懶度 ★★★☆

因為和前鋸肌（參考P69）相連，所以前鋸肌偷懶的話，肩胛下肌也會開始偷懶，使肩膀向前突出變成圓肩。這個肌肉能把肩膀扭轉向前（做出投球之類的動作），所以有的棒球隊會利用拉彈力繩來做鍛鍊，可是大多數情形只有鍛鍊到胸大肌，肩胛下肌還是繼續偷懶，因此我推薦後頁的鍛鍊方式。

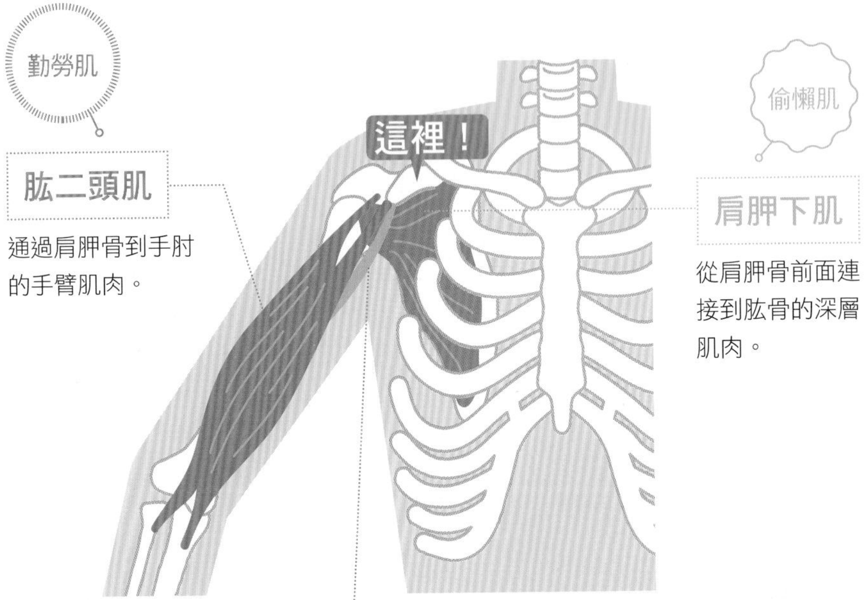

無論哪個都是位在肩膀前方的肌肉，所以將肩膀向下甩時的負擔，得由這兩個勤勞肌來承受。

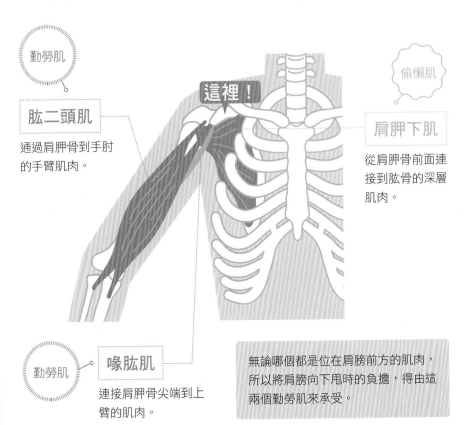

肩關節的
偷懶肌
B

上臂的「蝴蝶袖」肌肉
肱三頭肌

偷懶度 ★★★★

肱三頭肌是上臂肌肉群中的大型肌肉，能將東西向上抬高。日常生活中被使用的機會很多，但會隨著年齡而衰弱，變成「鬆弛的上臂」。鍛鍊這裡的話，男生的上臂會變得強壯，肱二頭肌也會變得更碩大；女生的上臂則會變得緊緻漂亮。

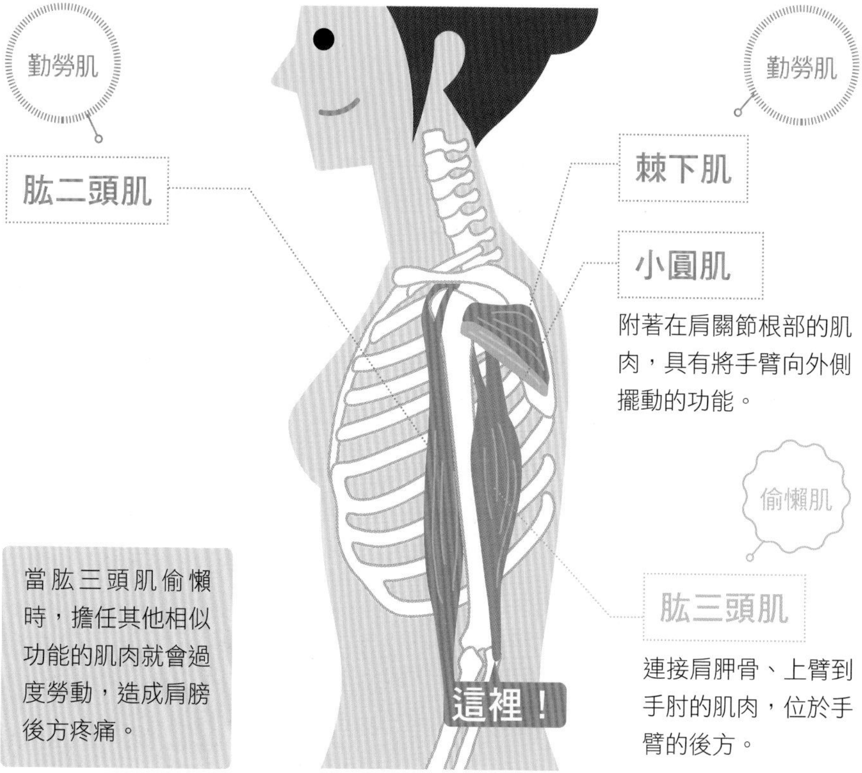

附著在肩關節根部的肌肉，具有將手臂向外側擺動的功能。

連接肩胛骨、上臂到手肘的肌肉，位於手臂的後方。

當肱三頭肌偷懶時，擔任其他相似功能的肌肉就會過度勞動，造成肩膀後方疼痛。

肩關節修復運動 A

【肩胛下肌鍛鍊】一個人比腕力

利用反向手臂來壓制另一隻準備要動的手臂，把力量集中在肩膀深層。
須留意手肘的角度與手心方向。

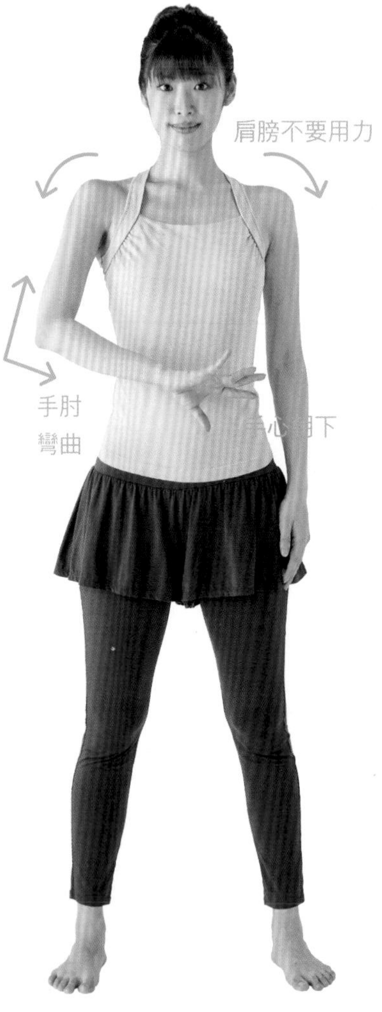

1 站立，肩膀放鬆。將右手手心朝下放置於腰前，彎曲手肘。

Point 1

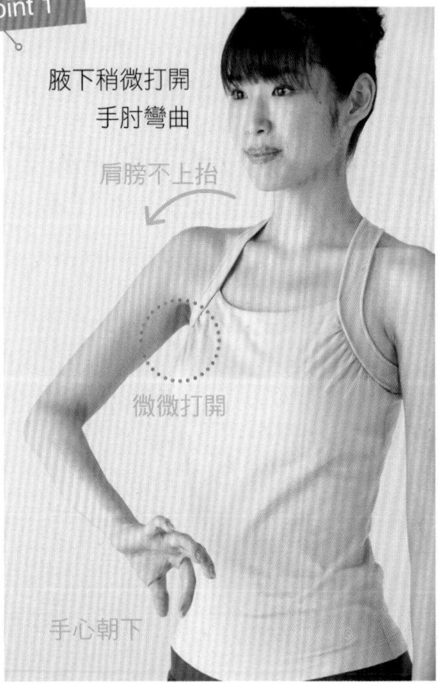

努力不要輸給下壓的手，
只要把手臂向上抬，肩胛下肌就會開始活動！

2 以左手壓住右手腕上面一點點的地方，被壓住的手要全力抵制，維持10秒鐘。

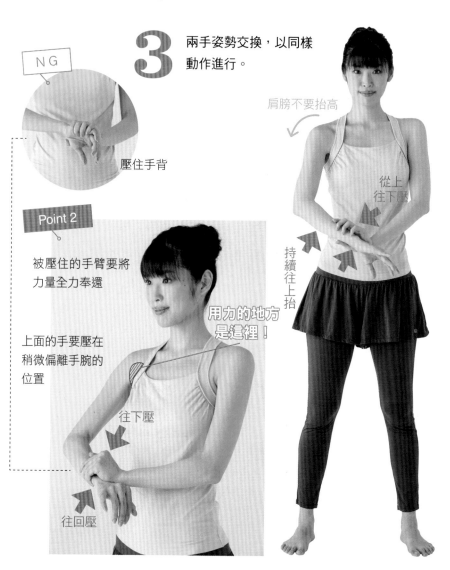

3 兩手姿勢交換，以同樣動作進行。

NG

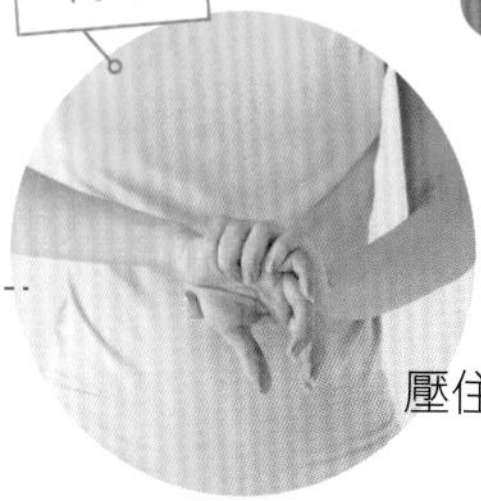

Point 2

被壓住的手臂要將力量全力奉還

上面的手要壓在稍微偏離手腕的位置

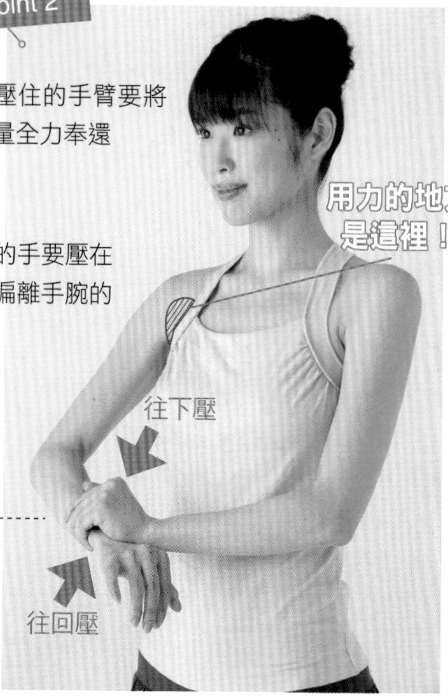

【 肩胛下肌鍛鍊
重點提醒 】

不要用背部或手肘的肌肉
把注意力集中在肩膀的深層肌

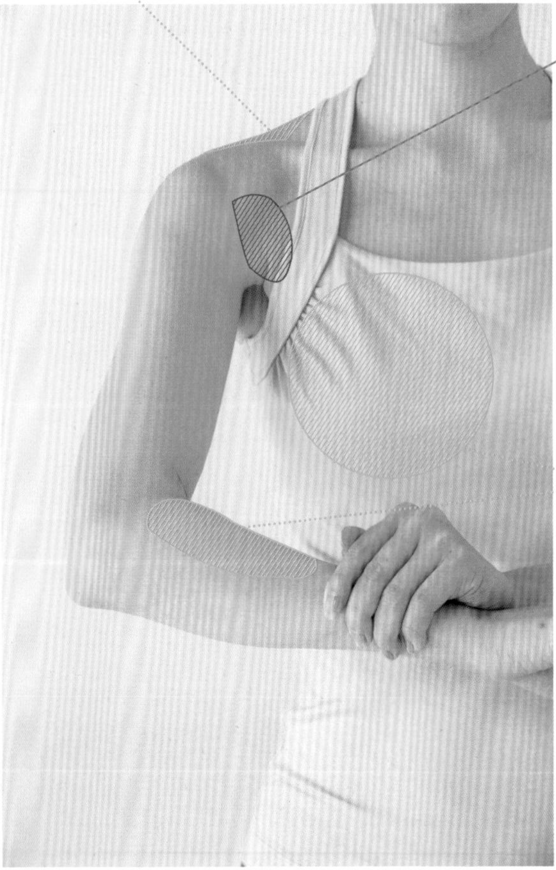
NG!
脖子到背部的斜方肌
用力的話是錯誤的！
OK
肩胛下肌
慢慢感覺到肩膀前方的深處出力，就是正確的！
NG!
不可以用到手肘或是胸部的肌肉！

若手肘容易不小心就過於用力，請先做手腕的關節修復運動。

注意NG的姿勢

肩膀上抬

▽

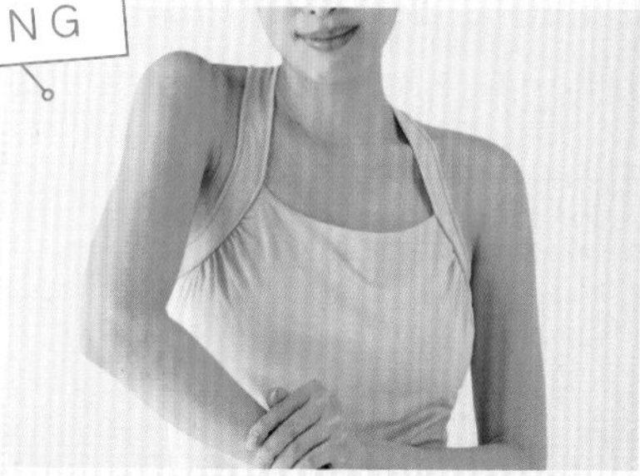

肩膀往上抬的話，從肩膀、背部到脖子的肌肉都會不自覺地出力。

手心朝向內側

▽

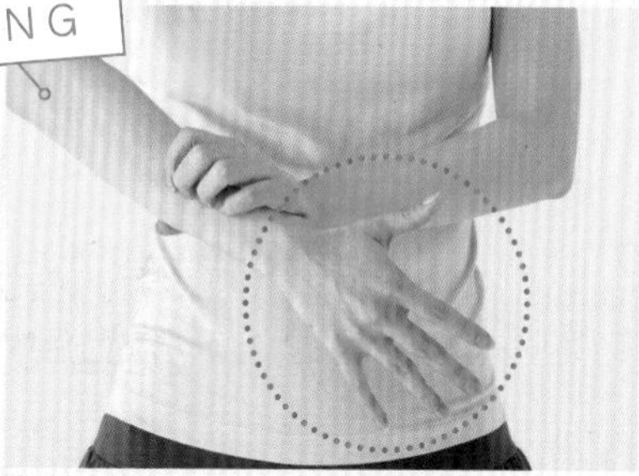

這樣手肘下方或是胸部會用到力，所以手心一定要朝下。

這個才是正確的！

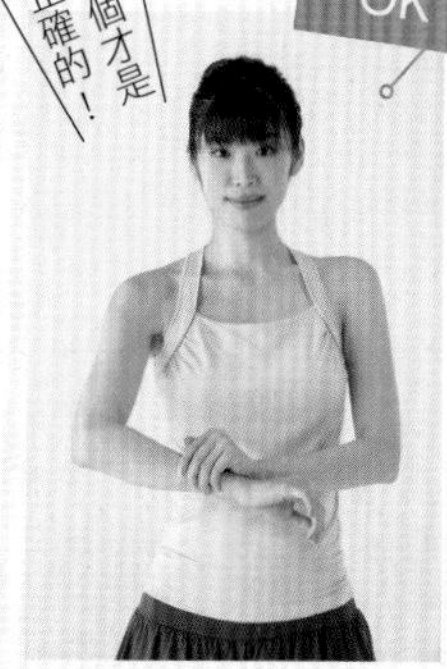

如果肩膀或手肘會痛……可以試著變換手肘的角度

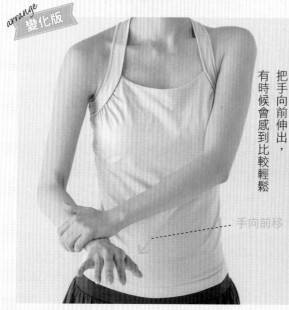

arrange 變化版

改變手肘的角度可以減緩疼痛。請一邊確認肩胛下肌是否有用力，一邊調整。

【肱三頭肌鍛鍊】大家來吧的姿勢

1 站立，肩膀放鬆。將手肘彎曲，兩手手心朝向外側。

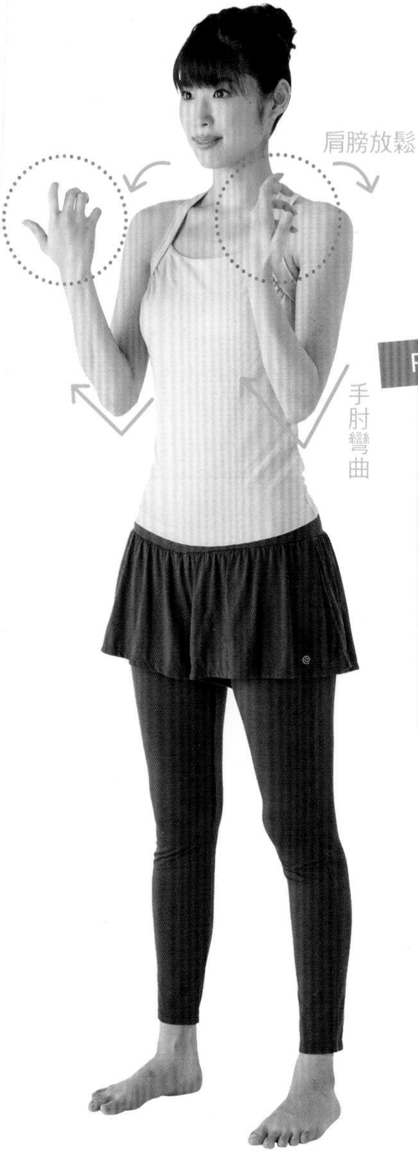

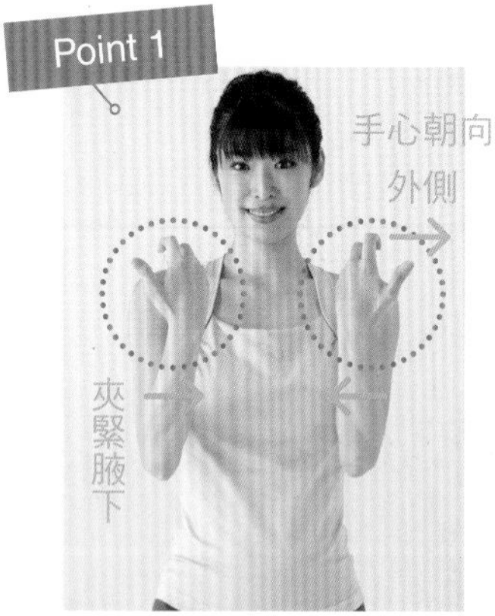

使盡力氣將兩手向前伸出，上臂下側的肌肉就會緊縮。注意手腕反折的角度，把力量集中在容易鬆弛的上臂吧。

用步驟1的手勢說：「大家！」、步驟2的手勢說：「來吧！」，開心地延伸手臂吧。

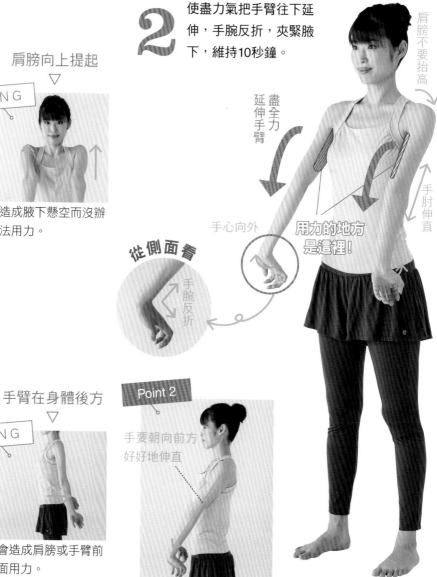

2 使盡力氣把手臂往下延伸，手腕反折，夾緊腋下，維持10秒鐘。

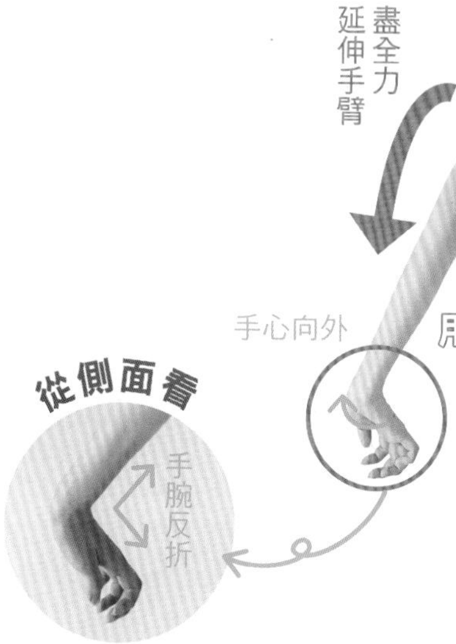

肩膀向上提起
▽
NG

造成腋下懸空而沒辦法用力。

手臂在身體後方
▽
NG

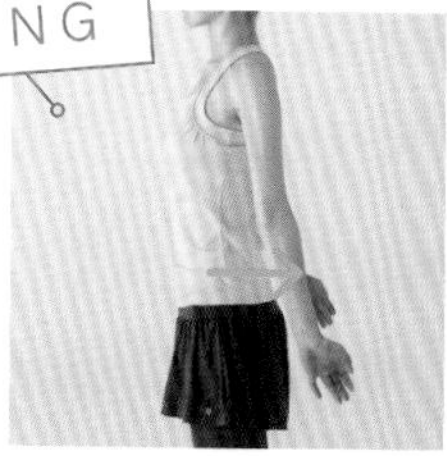

會造成肩膀或手臂前面用力。

Point 2

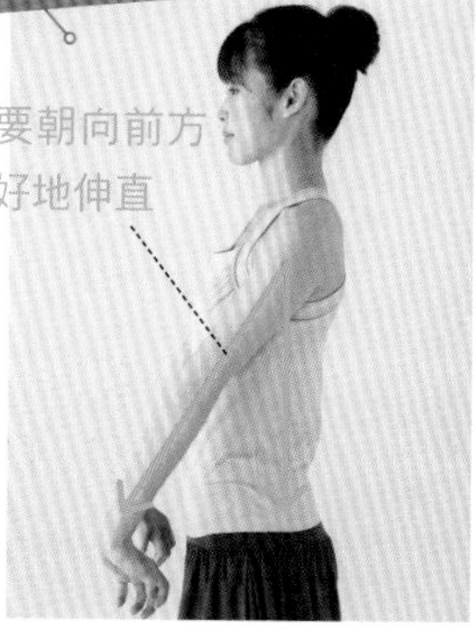

【 肱三頭肌鍛鍊
重點提醒 】

集中力氣在上臂下側
而不是手肘

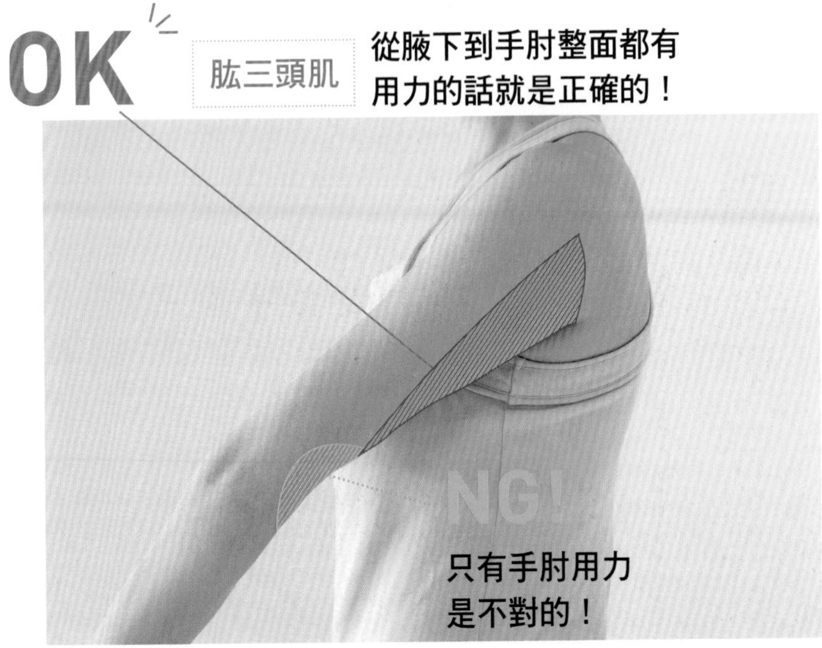
OK
肱三頭肌
從腋下到手肘整面都有用力的話就是正確的！
NG!
只有手肘用力是不對的！

延伸手臂的時候，要注意手肘不要過度用力。不只是手肘，也要注意上臂的下側是否有變硬。

手心朝向內側

▽

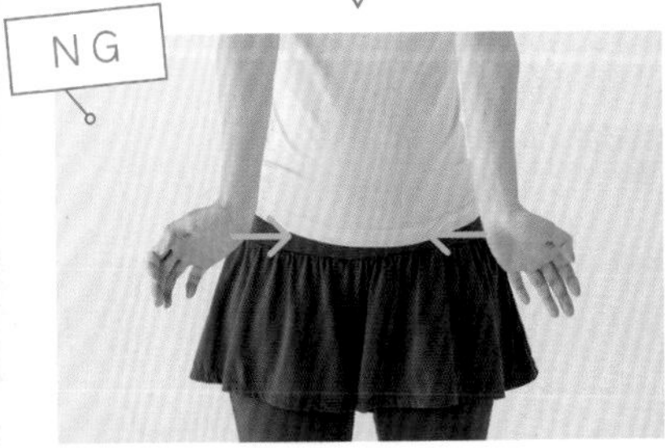
NG

肩膀上部會跟著用力。

腋下張開

▽

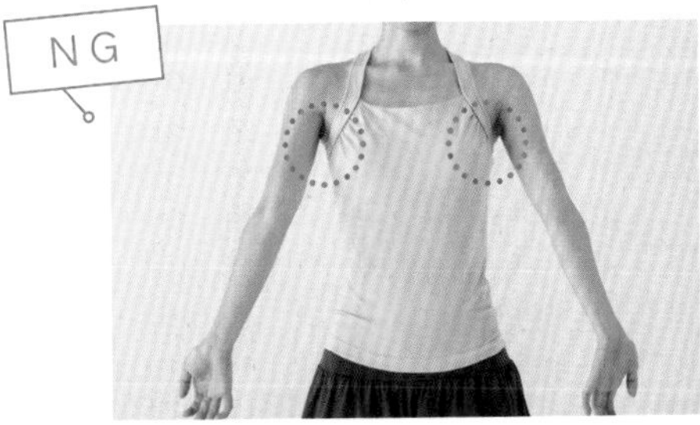
NG

上臂的力量會跑掉。

LESSON 6

消除手腕疼痛！
手腕關節修復運動

無法打開寶特瓶或玻璃瓶的瓶蓋、鍋子拿不穩等等，實際感受到自己的握力正在下降的人應該很多。

想要好好握住東西，需要集中力氣在手指。可是，手指裡並沒有肌肉，既然如此，要怎麼出力？那是因為手指上有從前臂延伸過來的肌肉。若想要取回握力，鍛鍊前臂的肌肉會達到很好的效果。大多數容易罹患腱鞘炎的人，也是因為保護手腕的肌肉在偷懶。而且，做手腕關節修復運動，不但可以改善手肘的疼痛，也能讓手肘的移動變順暢。

手腕的

偷懶肌

A

前臂拇指側的肌肉

橈側屈腕肌

偷懶度 ★★★☆

手臂中有掌管手腕伸展和彎曲的肌肉，分別稱為伸肌與屈肌，其中屈肌比較容易變弱。橈側屈腕肌是連接手肘和拇指的屈肌，一旦偷懶，拇指就會向上翹起、變得沒辦法出力。如果打電腦時感覺不順，且慢慢發生腋下張開、肩膀上抬的情況，就是這個肌肉弱化的證據，也有可能造成手指的關節腫大。

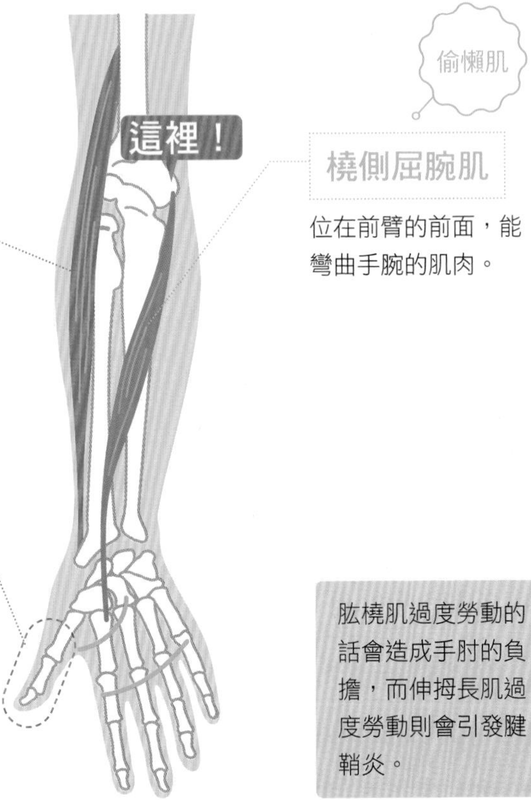

肱橈肌

連接手肘上方到手腕的肌肉。

伸拇長肌

操控拇指從手心分離的肌肉。（位置請參考左頁插圖）

橈側屈腕肌

位在前臂的前面，能彎曲手腕的肌肉。

肱橈肌過度勞動的話會造成手肘的負擔，而伸拇長肌過度勞動則會引發腱鞘炎。

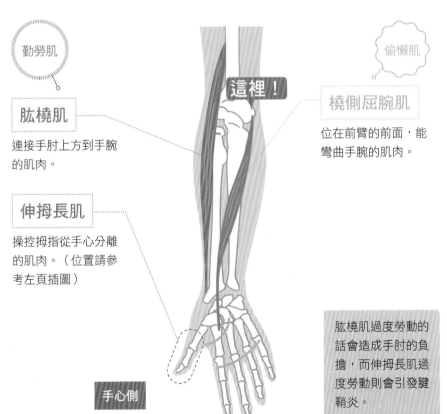

手腕的

偷懶肌

B

前臂小指側的肌肉
尺側屈腕肌

偷懶度 ★★★★

當尺側屈腕肌偷懶時，會變得沒辦法把手心向外側翻轉，握力也會變差。如果有拿不動鍋子或無法轉動門把等等的情況就要特別注意。而且，這個肌肉變弱的話，手指會變得過度緊繃，造成「板機指」（手指難以彎曲或伸直）之類的症狀。

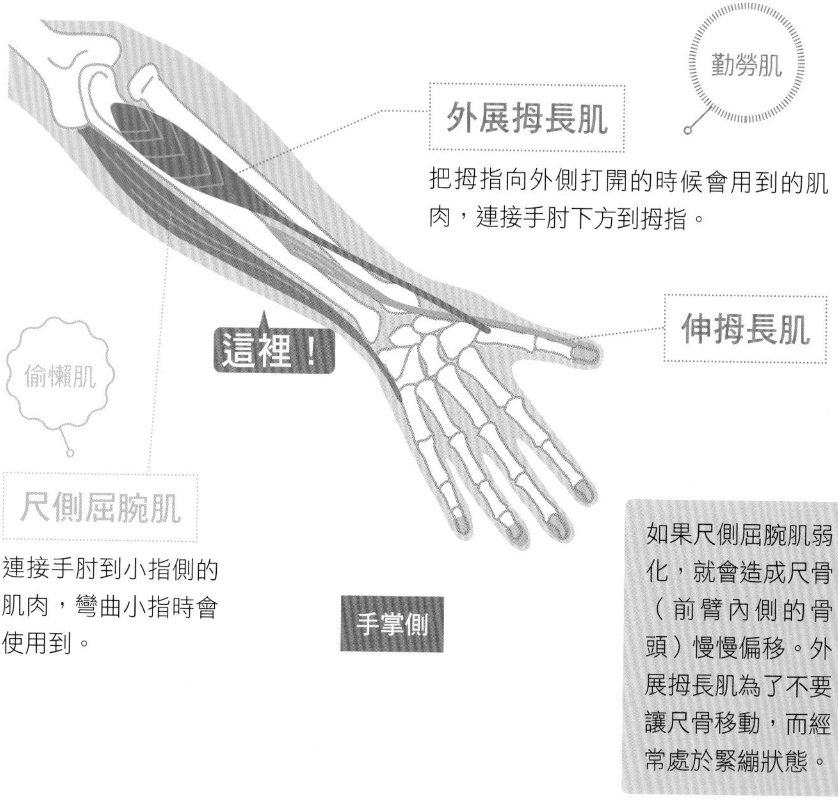

外展拇長肌：把拇指向外側打開的時候會用到的肌肉，連接手肘下方到拇指。

尺側屈腕肌：連接手肘到小指側的肌肉，彎曲小指時會使用到。

如果尺側屈腕肌弱化，就會造成尺骨（前臂內側的骨頭）慢慢偏移。外展拇長肌為了不要讓尺骨移動，而經常處於緊繃狀態。

手腕關節修復運動 Ⓐ

【橈側屈腕肌鍛鍊】招財貓的姿勢

用招財貓的姿勢，鍛鍊橈側屈腕肌吧！握著像筆這樣直徑約2公分的東西，就容易出力。

準備 直徑2公分左右的筆或類似的東西

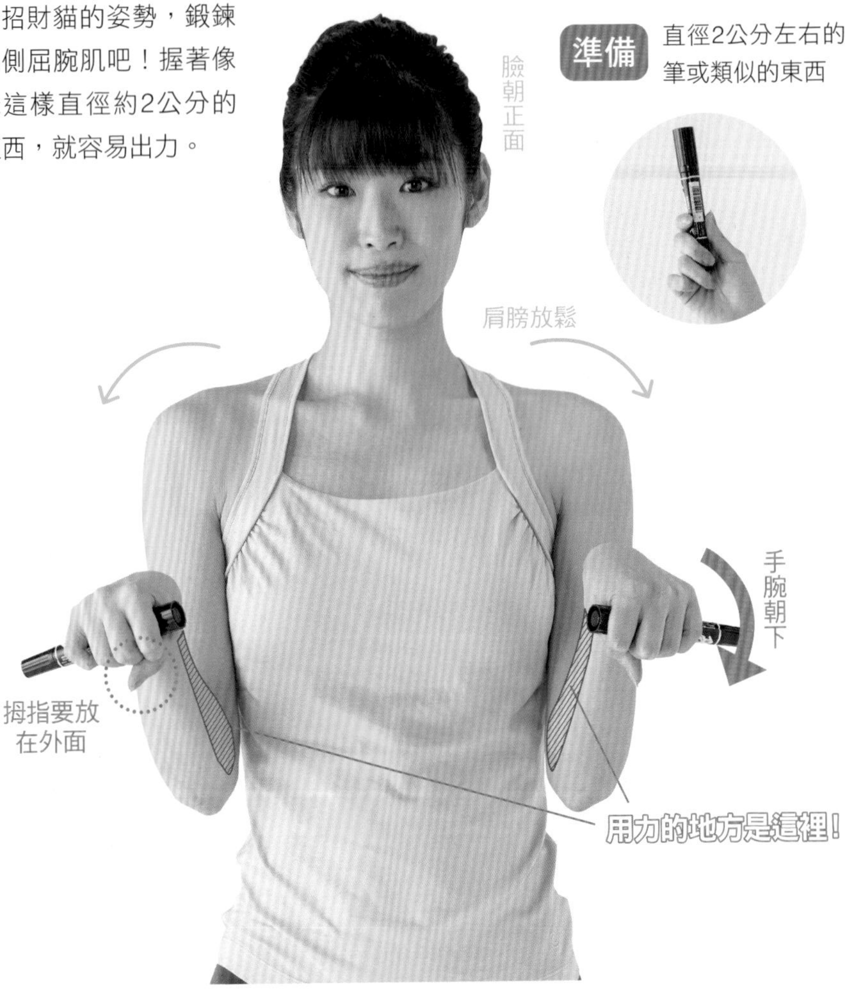

養成習慣，趁文書工作休息時握著筆，用手腕做「喵～」的姿勢吧！

Point 1

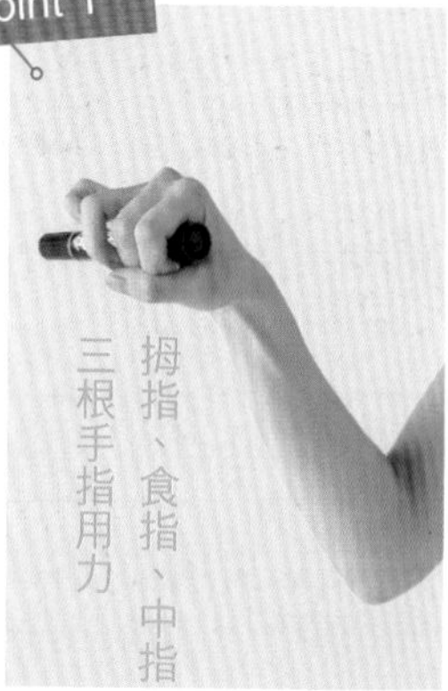
拇指、食指、中指，
三根手指用力

Point 2

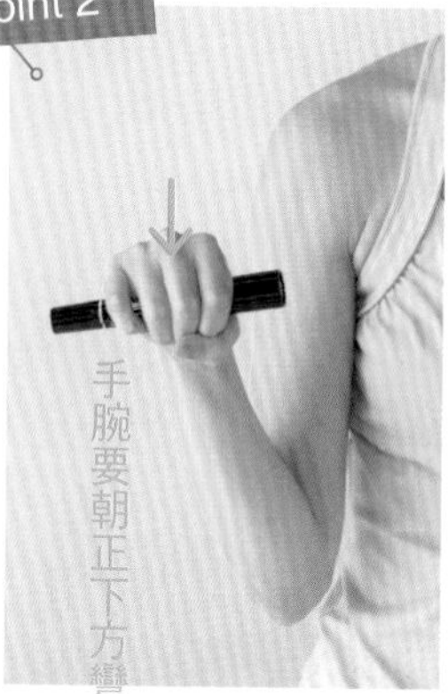
手腕要朝正下方彎曲

1 將手肘上抬，夾緊兩邊腋下，握住筆。

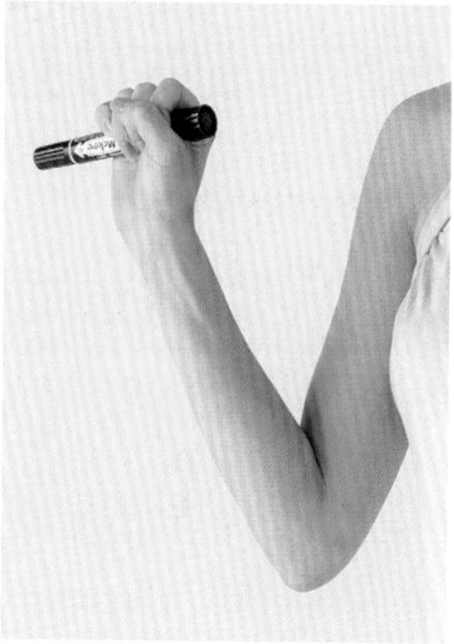

2 保持三根手指用力，將手腕往正下方壓，拳頭維持用力的狀態10秒鐘。

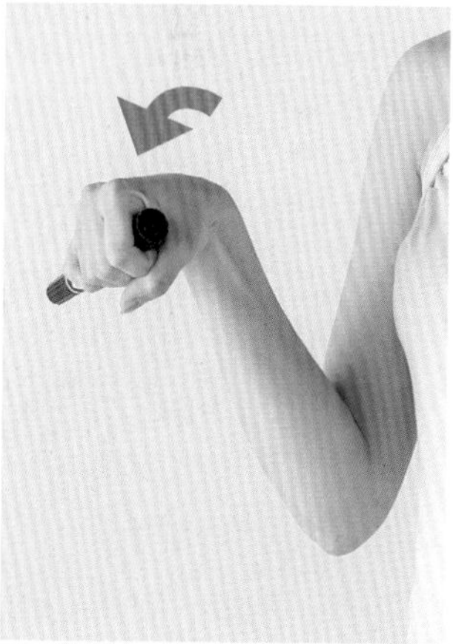

3 另一手重複同樣的動作。也可以兩手同時操作。

【 橈側屈腕肌鍛鍊
重點提醒 】

用最大力量把手腕向下壓
豎起從拇指到手肘那條肌肉

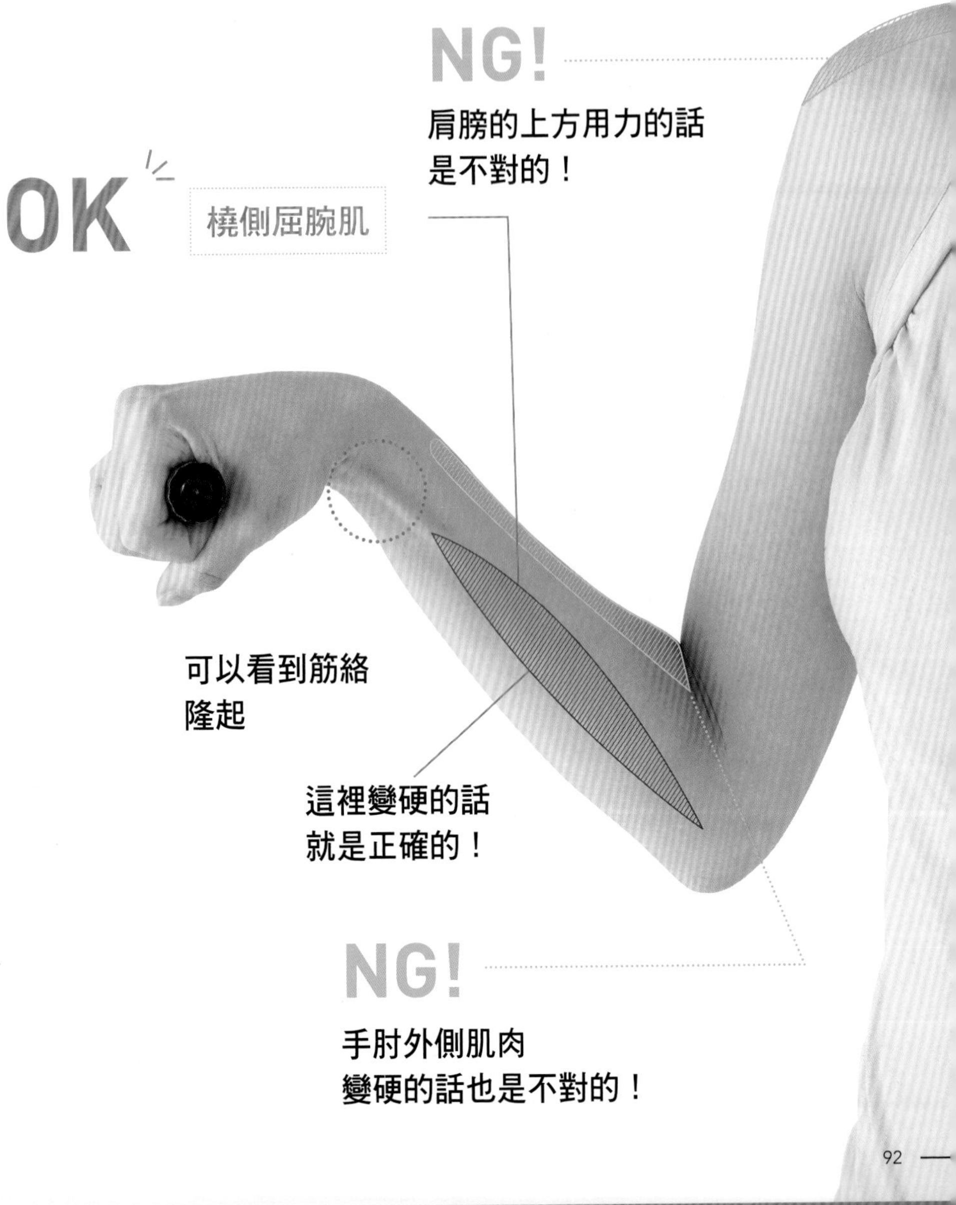
NG!
肩膀的上方用力的話
是不對的！
OK
橈側屈腕肌
可以看到筋絡
隆起
這裡變硬的話
就是正確的！
NG!
手肘外側肌肉
變硬的話也是不對的！

注意NG的姿勢

手腕朝向內側

▽

NG

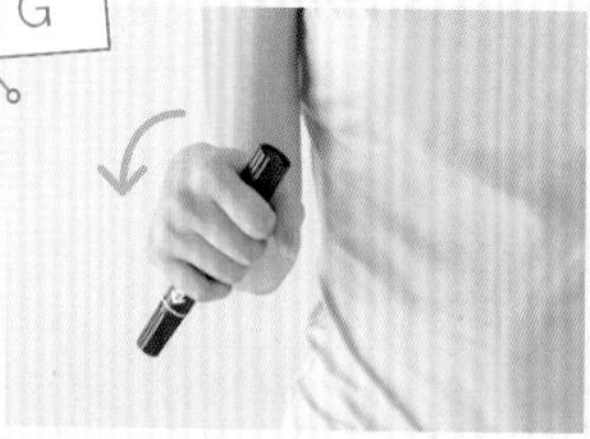

手腕向內的話，
會造成手腕外側
的肌肉用力。

腋下打開

▽

NG

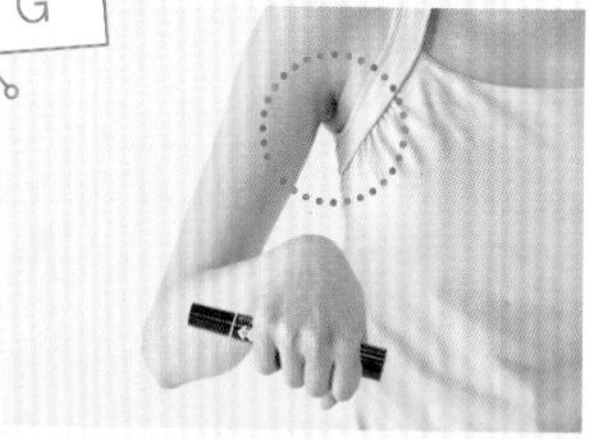

橈側屈腕肌的力
量會變弱。

肩膀上抬

▽

NG

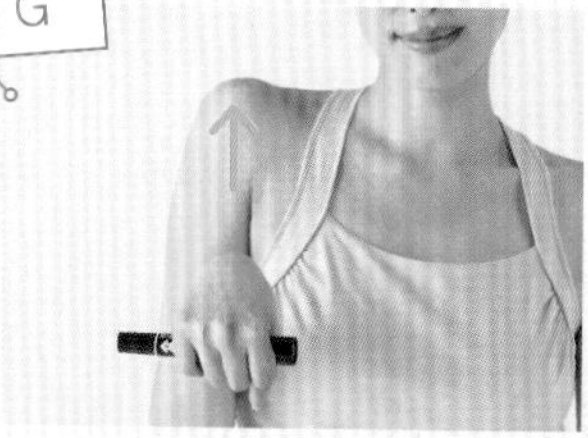

導致肩膀到上臂
的整個範圍都會
出力。

把拇指握在四指裡面

▽

NG

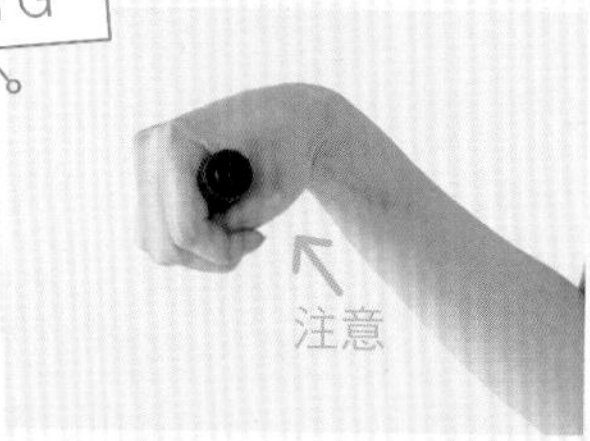

彎曲手腕時力量
會跑掉。

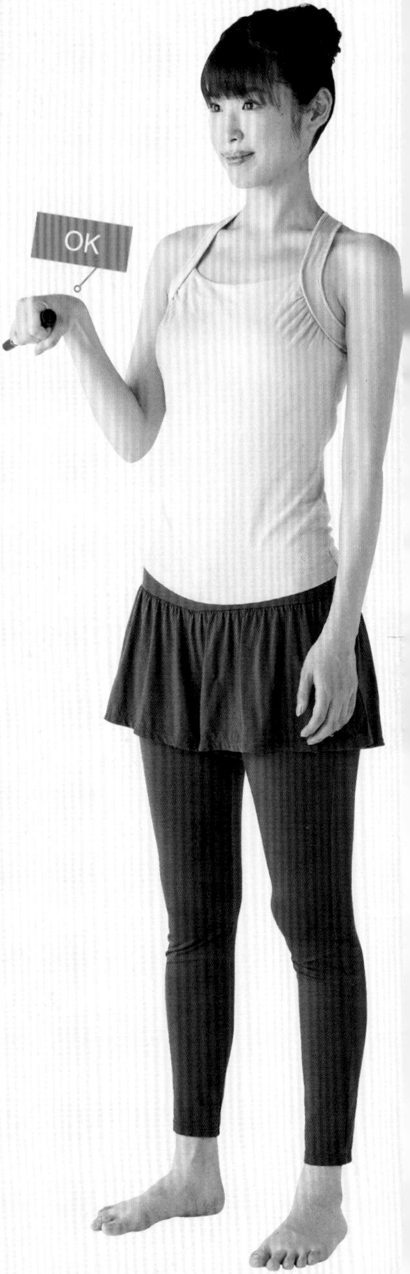

手腕關節修復運動 Ⓑ

【尺側屈腕肌鍛鍊】肘擊的姿勢

手肘朝外握住筆，尺側屈腕肌就會自然用力。
這個動作要兩手分開做比較容易產生效果。

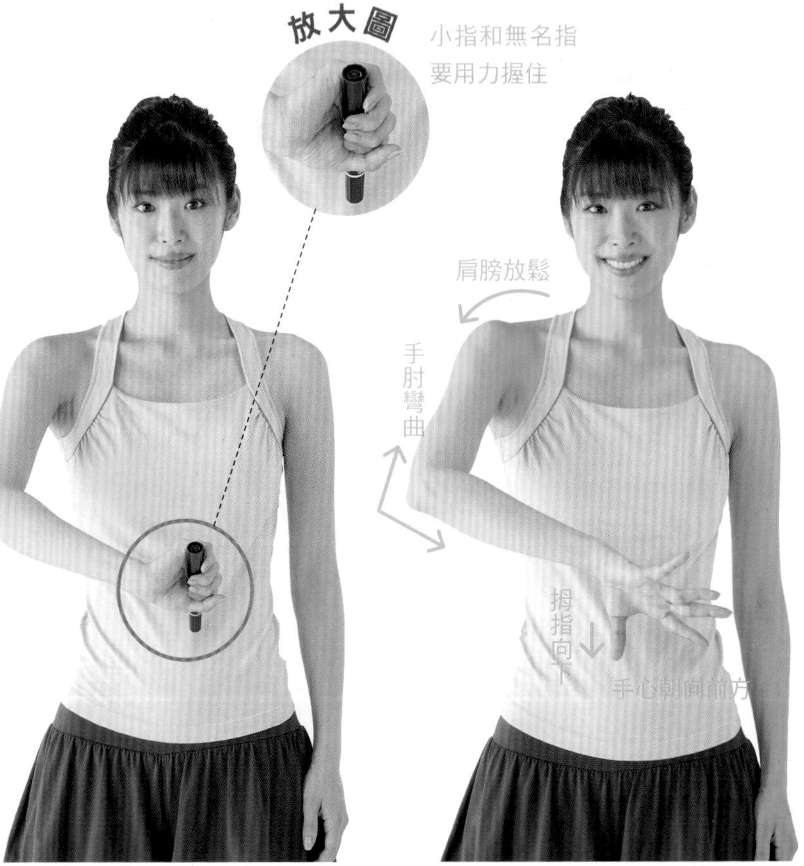
放大圖
小指和無名指
要用力握住
肩膀放鬆
手肘彎曲
拇指向下
手心朝向前方

1 彎曲右手肘，並稍微向前推出，手心張開朝向正面。

2 讓張開的手握住直徑2公分的筆（或類似的東西）。

握住筆做肘擊的姿勢，就可以讓變弱的握力復活！

把手腕往小指方向扭轉
▽

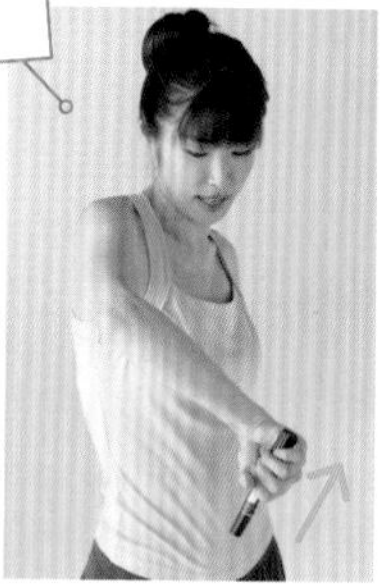

有可能會造成手腕關節受傷。

手往下垂
▽

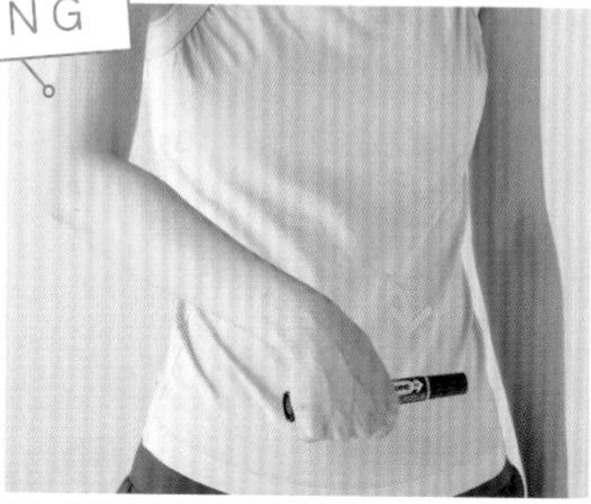

造成前臂外側等其他肌肉錯誤用力。

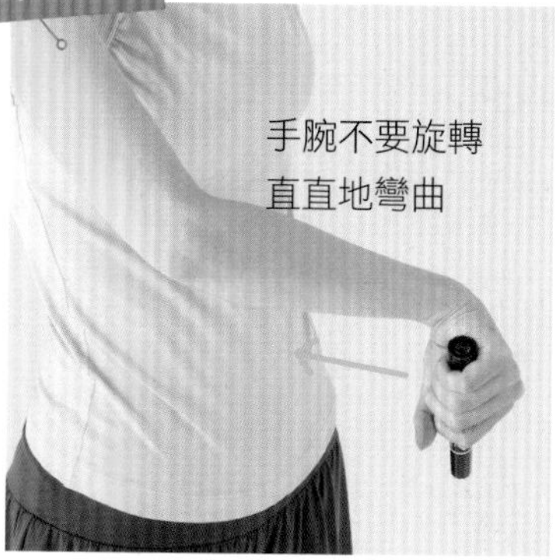

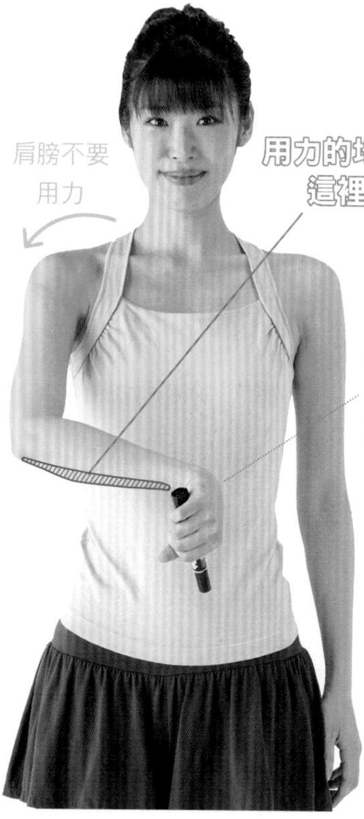

3 小指和無名指用力握住筆，將手腕彎曲但不旋轉，維持不動10秒鐘。

4 另一手重複同樣的動作。（一次只操作一手）

【 尺側屈腕肌鍛鍊 重點提醒 】

讓小指到手肘間浮現出變硬的肌肉

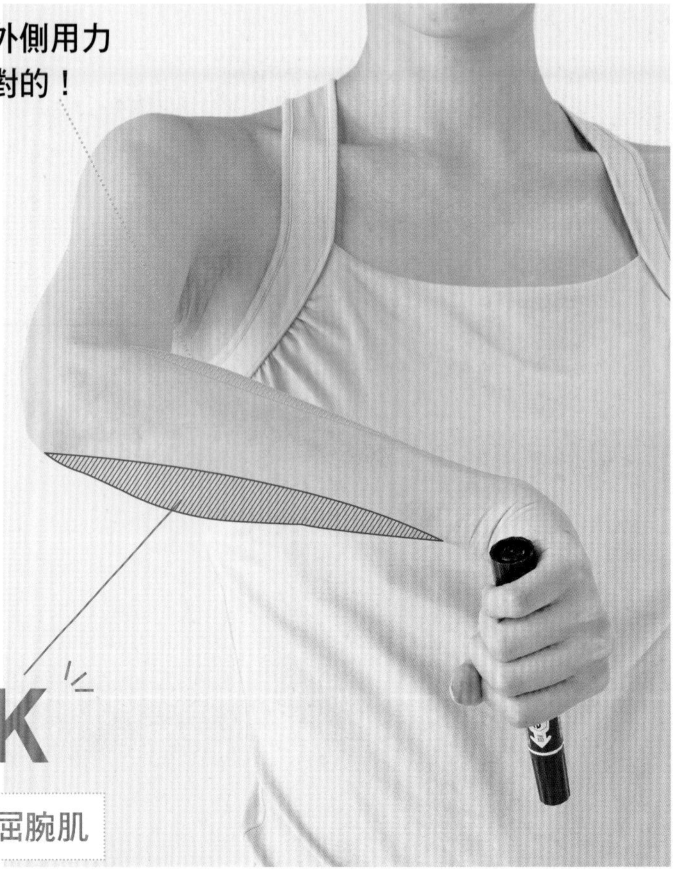
NG!
前臂外側用力
是不對的！
OK
尺側屈腕肌
從小指到手肘間的肌肉
變硬的話就是對的！

關節修復運動

實例集

本章節採訪了
從書籍或網路得知關節修復運動
並且實際操作的人。
藉由這些人的經驗談來了解
運動後的身體產生了什麼樣的變化。

part **3**

髖關節・腰痛

「閃到腰」的疼痛感減輕，真令人難以置信。連凸出的肚子也變小！

站起來的瞬間覺得髖關節刺痛

我開始為髖關節的疼痛所煩惱，是兩年前的事了。拿起重物的瞬間，像閃到腰一樣，從髖關節襲來劇痛感。

我在學生時代從事體育活動的時候，髖關節受了傷，從那時以來，就經常發生疼痛或是足部水腫的情況。十二年前我開始學習氣功後，身體的狀況感覺好多了，可是從髖關節引發的刺痛感卻沒辦法透過氣功來改善。

於是，我就這樣忍耐著過生活，直到有天再次拿起重物時，突然痛到懷疑自己會沒命。「這實在太糟糕了！」我一邊這樣想著，然後趕緊跑到骨科院（類似臺灣的傳統整復推拿院所），開始進行正式的治療。在那裡，碰巧遇到曾經跟笹川老師學習關節修復運動，並活用在筋膜治療上的醫師。

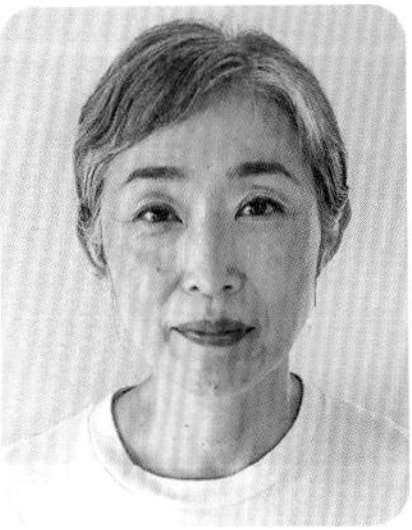

飯島和紀

【56歲女姓】

從45歲開始練氣功（導引養生功），目前於健身俱樂部等地方擔任指導員。

一個月之後七成的疼痛感消失了

接下來我學到了膝關節的肌肉鍛鍊（內收肌、膕旁內肌）和髖關節的肌肉鍛鍊（髂腰肌、腹橫肌）。為了不要弄錯用力的肌肉，我一邊確認肌肉的圖片一邊操作了幾次。出乎意料的是，突然就變得輕鬆了！一個月後甚至減輕了七成的疼痛感。

這讓我深刻體會到，原來一直以來自己都沒有正確使用身體。有好一陣子，我總是沒辦法用腰部與臀部的力量從椅子上站起來，得靠手臂將身體撐起，但開始實踐關節修復運動之後，卻能順暢又快速地站起來了。

就這樣，不知不覺間幾年來不時困擾著我的疼痛感都消失了，身體狀況也很好。順帶一提，本來凸出的肚子也縮小了許多，真是令人開心。

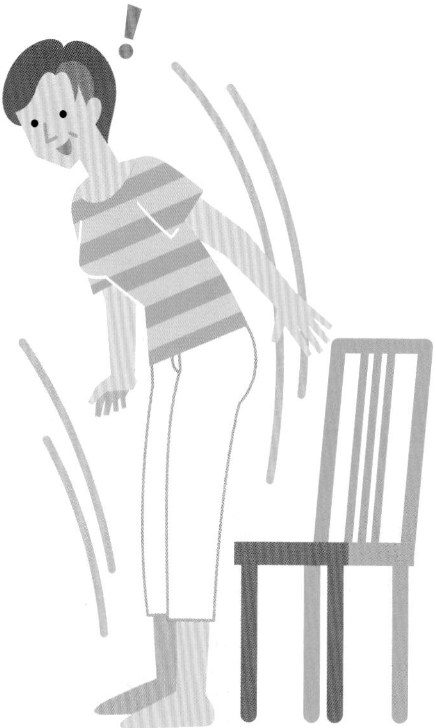

physiotherapist's
ADVICE

中年以後的女性們，來鍛鍊腹橫肌吧！

小時候的髖關節受損，大多數會隨著年齡的增長，慢慢變成退化性關節炎（特別是女性）。髂腰肌成為勤勞肌過度勞動，是引起髖關節疼痛的原因，所以請務必要持續鍛鍊容易偷懶的腹橫肌。

腰痛

十五年前的腰傷久治不癒。運動兩週後走路的方式改變，腰桿也變得挺直！

同樣身為物理治療師 因為共鳴而開始實踐

我的工作是物理治療師，在醫院指導患者進行復健治療。我也會協助他們做出院後能繼續執行的運動，可是其中有不少人曾表示：因為膝蓋痛或腰痛所以沒辦法繼續運動。

正當我為此研究該怎麼做才好時，遇見了關節修復運動。和其他相似的書截然不同，關節修復運動的理論非常清楚明瞭，從解剖學和運動學層面來看也都合理。這讓我恍然大悟覺得「太有趣了！」但是，實際效果如何呢？我得先自己試試看才知道。

我一直以來都有腰痛的毛病。十五年前滑雪的時候突然閃到腰，完全動彈不得的我，第一次體驗了被緊急救難隊搬送的感覺。這個被稱為「魔女的一擊」的急性腰傷，從此以後就轉變為慢性疾病。

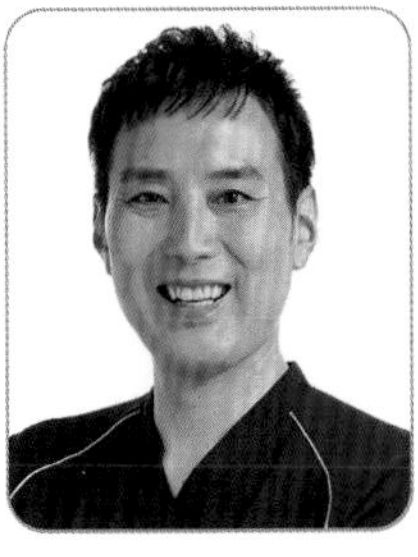

永浦林太郎

【42歲男性】

物理治療師。透過網路文章得知關節修復運動，並親身實踐。後來也將此套運動運用在病患身上。

早上醒來時覺得腰部沉重，也曾發生過在起跑的瞬間突然覺得腰痛而跌倒的情況。雖然每年注射一到兩次止痛的神經阻斷針，也接受針灸治療，也嘗試去做一些治療腰痛的伸展操，可是閃到腰的情形還是不斷發生。即使是這樣的我，做關節修復運動也有效果嗎？

開始運動後兩個禮拜走路的方式就有所變化

抱著期待與疑慮的心情，十二種運動我全都照著做。而在開始後的兩個禮拜，我感覺到走路的方式不一樣了，能順暢地伸出自己的腳。一個月後腰部周圍變得穩定，兩個月後我發現那種「快要閃到腰的感覺」似乎消失了，三個月後我更加確定那種感覺真的消失了。而到現在，幾乎不再感覺到腰的壓迫性疼痛，姿勢也變得挺拔。所以，現在我能自信滿滿地向自己的病患推薦這套運動。

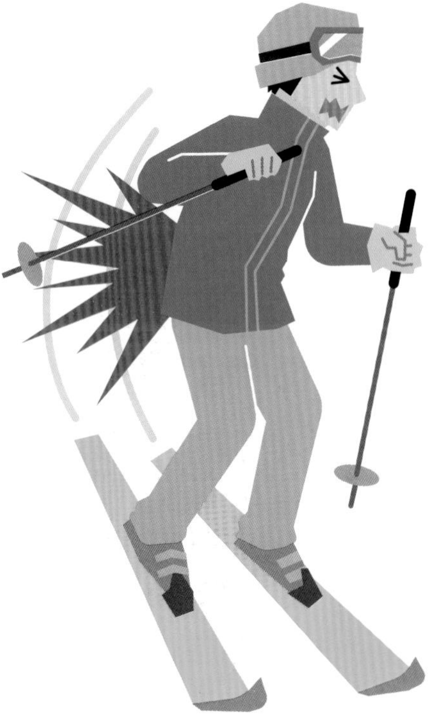

physiotherapist's
ADVICE

即使是專家，支撐身體的構造也相同

能夠受到同業的讚賞讓我覺得相當光榮。不管是誰，支撐身體的構造都是一樣的，即使是專家，也有很多人讓自己的身體受傷。腰部的慢性關節疼痛問題，只要鍛鍊支撐的肌肉就可以改善。希望今後也能多應用於患者身上。

肩膀・膝蓋痛

因為四十肩而舉不起手臂，膝蓋也受坐骨神經痛所折磨。運動後身體變得好輕鬆！

去整復中心沒有用 復健也不見效果

我深刻感覺到「這就是所謂的四十肩啊！」是在剛滿四十歲不久的事。起初是一抬起手臂就感到抽痛，接下來慢慢地沒辦法把手臂伸向背後。我永遠無法忘記在超市想要抬起米袋時，從肩膀瞬間傳來的劇烈疼痛感。再加上大約從兩年前開始出現了「夜間疼痛」，睡覺的時候持續忍受著像被針扎一般的刺痛感。然後就在這時候，我因為跌倒造成肩旋轉肌受傷，進行了手術。後來做了一年的復健，夜間疼痛的情形雖然消失了，可是，還是沒辦法將手臂向後擺。

更糟糕的是，從半年前左右開始發生坐骨神經痛的症狀，早上醒來時常感覺到膝蓋疼痛，膝蓋的可動範圍也變得狹窄。我去了整復中心，也接受復健治療，可是都沒有改善。

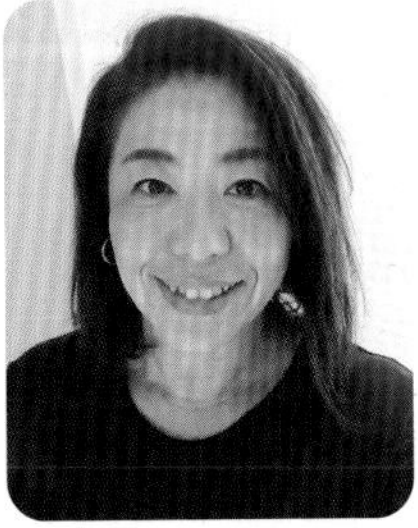

加藤尚美

【48歲女性】

健身教練。因為膝蓋和肩膀的疼痛，使鍛鍊時姿勢變差，現已改善。

在研討會上受到指導消除了坐骨的疼痛

有一天我偶然在書店看到笹川老師的書，我想「那就試試看吧！」於是把十二種運動都按圖試做了一次。結果隔天，膝蓋和肩膀的疼痛竟然減輕了，讓我嚇了一跳。因為書裡寫「每天持續做的話，就會有更好的效果」，所以我就試著繼續做下去。漸漸地，實際感覺到自己的肌肉變得強壯，動作也變得順暢。我本身也是運動專家，所以知道「這是真的」。

前些日子我去參加笹川老師的研討會，多虧了老師直接指導，坐骨的疼痛感已經完全消失了。雖然肩膀有時還會感到一些疼痛，但是對日常生活並沒有影響。接下來我也打算持續做關節修復運動。

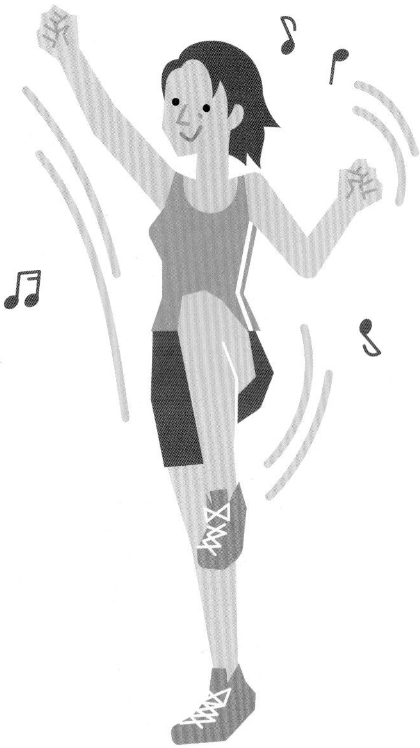

physiotherapist's
ADVICE

在進行激烈運動前做關節修復運動很有效

現在，個人健身訓練或上健身房是很受歡迎的運動方式，可是也有人因為關節開始疼痛而變得沒辦法運動。我建議大家在做激烈運動前先做關節修復運動，可降低受傷風險，也容易生成肌肉。關節穩定的話，動作也會變順暢。

膝蓋痛

靠著關節修復運動，讓我能持續保有慢跑的興趣。

「年紀大了，應該要做些什麼運動比較好吧？」當我這麼想著，並從一年前開始慢跑之後，右膝蓋卻突然感覺到疼痛。好像膝蓋關節的接合變差一樣，每當用力踏步的時候都覺得痛。

「有什麼體操可以消除膝蓋的疼痛嗎？」就在我到處尋找答案的時候發現了關節修復運動。在嘗試做膝關節的肌肉鍛鍊（內收肌、膕旁內肌）時，很滿意那種平常不用的肌肉在動的感覺。不需要任何道具這點也讓我覺得很方便。

持續做下去後，膝蓋的疼痛感獲得大幅改善，跑步途中須停下來走路的情況也不再發生。可是，今年春天參加全程馬拉松的時候，卻換左膝蓋痛起來了。為了要完全根治，我去參加笹川老師的研討會，直接接受指導，也順利地消除疼痛。

多虧有關節修復運動的幫忙，我現在才能繼續喜愛的慢跑活動，而且在預防代謝症候群上也得到了助益。

physiotherapist's ADVICE

在關節不穩定的狀態下做嚴苛的運動是很危險的。若疼痛或發炎的關節負擔變大，就會變得更加腫脹，而且容易造成肌肉衰竭。所以，在那之前先做關節修復運動，再做負荷量小的運動吧。

田中博

【49歲男性】

上班族。大概一年半前開始慢跑後，膝蓋也會疼痛。

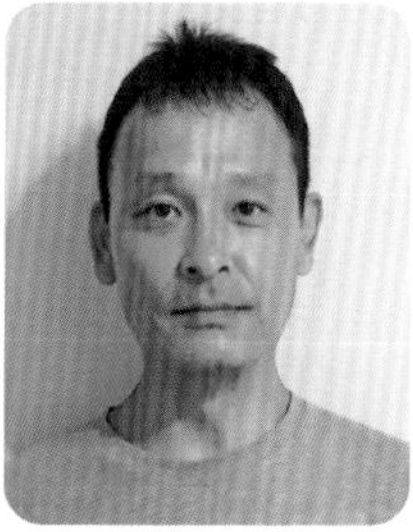

膝蓋・手腕痛

開始照著做運動後，不但可以跪坐，也能打開瓶蓋了！

高橋佐知子

【58歲女性】

推拿師，從事有關健康的工作將近四十年。在蒐集工作的資訊時發現了關節修復運動，並親自實踐。

我自一年前開始，膝蓋就沒辦法彎曲，走路的時候也因為疼痛而只能拖著腳走。直到我拿起笹川老師的書並開始嘗試去做運動，症狀卻減緩了。不過即使如此，有時候也會因為天氣狀況而復發，所以我決定去參加笹川老師的研討會，直接接受指導。

不知道是不是因為我記住了正確的移動方式，後來不但可以跪坐，以前因梅雨季氣壓變化造成的關節痛也獲得舒緩。

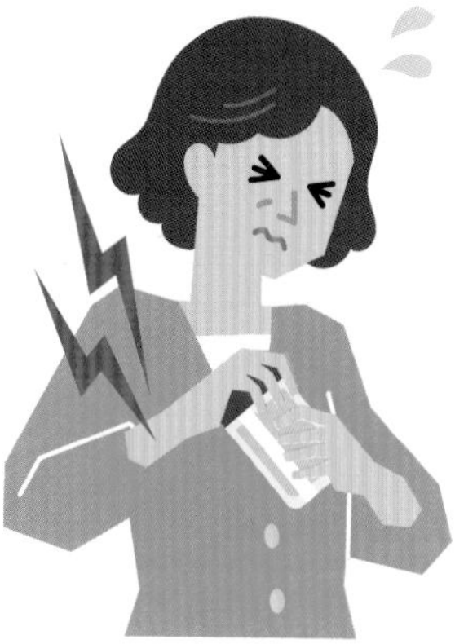

而在同時期我又因為弄傷手腕，沒辦法打開玻璃罐的瓶蓋，也沒辦法擰乾毛巾。可是，做了手腕的關節修復運動後也得到改善。到現在為止半年了，我仍持續每週做五天，應該要有肌肉的地方長出了肌肉，身體的左右平衡也自然地變好，甚至還發現原來我的左半身特別弱。

我覺得這是一種能夠安心推薦給高齡者的運動。

physiotherapist's
ADVICE

手腕疼痛或腱鞘炎，是手腕肌肉衰弱所引起的。如果感覺到握力之類的力量變差了，在貼藥膏或仰賴護具之前，先做做看手腕的關節修復運動吧！

肩膀痛

一次鍛鍊一個肌肉，這樣的運動對我來說剛剛好！

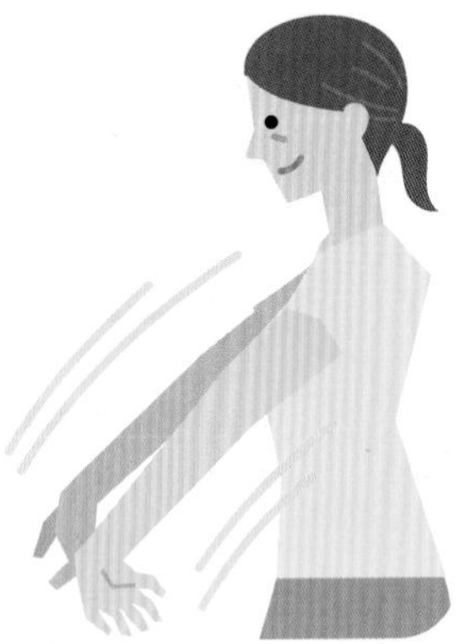

我的右肩膀從一年半前開始疼痛，變得沒辦法抬起手臂。無法把襯衫的下襬紮進褲子裡、無法從櫃子上取下調味料、要上床躺下時用手撐住身體也會覺得不舒服……。半夜一翻身劇痛感就爬滿全身，也時常痛到醒來。過沒多久，連左肩膀也開始疼痛。明明手都舉不起來了，卻淪落到非得「舉雙手投降」。我完全笑不出來，到整復中心也沒有得到改善，身邊的人都說「年紀到了所以沒辦法」，可是我不想放棄，所以繼續在網路上搜尋，終於遇見了關節修復運動。

我針對肩胛骨和肩關節持續鍛鍊了三個月。雖然每星期只有做兩次，卻能順暢移動手臂了，換衣服和做菜的時候也輕鬆許多。運動過程中，沒有讓人彷彿要停止呼吸的費力動作，只是謹慎緩慢地施力在一個肌肉上，我覺得這種做法非常適合我。

野依

【53歲女性】

家庭主婦。在照護中心兼職，因為和高齡者接觸而深刻感受到肌力的重要性。

physiotherapist's

ADVICE

雖然我能預期，就算一週只做一次，也會有很大的效果，但是因為一開始得花點時間來記住動作，所以還是多練習幾次比較好。習慣之後，一週一次也OK，就算是很忙的人也可以做喔！

腰痛

親身體會到效果！為他人做整復治療時也充分活用。

從十歲左右傷到腰部以來，我就一直為慢性的疼痛和麻痺感所煩惱。有時候甚至會感覺從右腰部到小腿的範圍，都有如被針刺一般的疼痛，因此也沒辦法長時間坐著。

由於我是整復中心的院長，時常都會蒐集和身體有關的資訊，但卻是一年前才從網路文章上得知關節修復運動。我覺得「這是有理論為證的鍛鍊」，所以參加了笹川老師的研討會。

我現在做的鍛鍊主要是針對下半身，持續做了膝關節、髖關節、踝關節的修復運動後，我深刻感覺到腰痛減輕了，移動身體時也變得又輕盈又輕鬆。能夠快速展現效果是這個運動和其他運動不同的地方。

現在，我將這套關節修復運動納入整復中心的治療法之中，也運用在自己的身體鍛鍊上。

physiotherapist's
ADVICE

以生理學的角度來看，肌力在訓練的當下就能夠提升。從大腦發出的命令越多，越容易讓肌肉運作，所以只要做恰當的訓練（這個很重要！）就能立即改善疼痛。

渡邊秀樹

【60歲男性】

柔道整復師，有五十年資歷的柔道家。參加關節修復運動的研討會，對其理論產生共鳴。

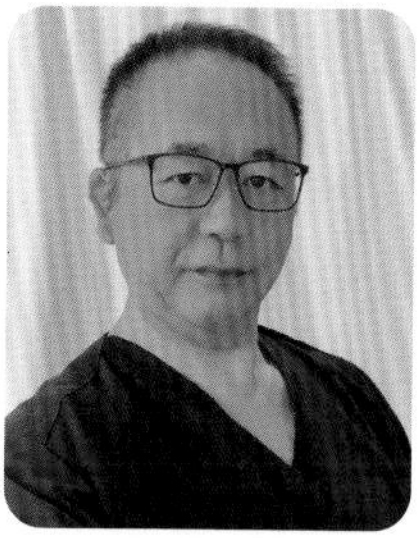

膝蓋痛

每早十分鐘 一週治好膝蓋痛

古金洋子【女性】

因為一天走八個小時的路，傷到右膝蓋而變得沒辦法走路。在骨科拿了貼布和藥膏，也接受物理治療師的伸展操訓練，還是沒有改善。可是照著關節修復運動，持續每天做十分鐘，一個星期就完全治好膝蓋痛。

肩膀・腰・膝蓋痛

疼痛正在改善 身體變輕又敏捷

崎山【52歲男性】

我大概從半年前開始做關節修復運動，持續每天早上做著十二種鍛鍊。雖然還不能說已經「完全治好了」，但是感覺身體變得很輕盈，動作也好得不能跟以前相提並論。有即效性又能簡單持續，就是這個運動的好處。

腰・腳踝痛

腳踝關節穩定 騎腳踏車也變輕快

郡 隆輔【40歲男性】

我幾乎每天都會做關節修復運動的十二種鍛鍊。原本陰魂不散的腰痛立刻就消失了。以前騎腳踏車時，有時候會覺得疼痛或抽筋的腳踝和小腿也變得輕鬆許多，踩踏板時也變得穩定。

膝蓋痛

上下樓梯變順暢 膝蓋能輕鬆彎伸

野村 勉【55歲男性】

左膝蓋大概從五年前開始有疼痛感，彎曲和伸直都讓我覺得很痛苦，可是持續做膝關節和髖關節的修復運動之後，就不曾在日常中感覺到疼痛了。這真的是一種能慢慢滲透於生活中，又確實有效的運動。

手肘・膝蓋痛

以特殊的動作讓肌肉確實增長

田村雄一郎【47歲男性】

雖然只有偶爾才做，但我實際操作了十二種鍛鍊動作。之前我從沒做過關節修復運動，可是持續了幾個月後，發現手肘和膝蓋的疼痛感都減輕了。而且因為大腿內側變得可以用力，身體移動時也感覺變流暢。

髖關節・肩膀痛

祕訣是慢慢地增加運動強度

荒木雅子【53歲女性】

最早開始做關節修復運動的時候，似乎因為做錯方式而一直沒有出現效果。後來，與其一次給身體太多的訓練，我改變成慢慢地給肌肉施加負擔的做法，結果，脖子周圍不會感到僵硬疼痛了，腰部和膝蓋的移動也變得順暢又穩定。

膝蓋等部位疼痛

用大腿內側的肌肉來矯正走路的姿勢

【40多歲女性】

因為通勤與文書工作需要長時間維持一樣的姿勢，使膝蓋、脖子、肩膀、背部、腰等全身產生疼痛，所以我參加了關節修復運動的研討會。鍛鍊大腿內側的肌肉之後，走路變得輕鬆，膝蓋的疼痛感也消失了。

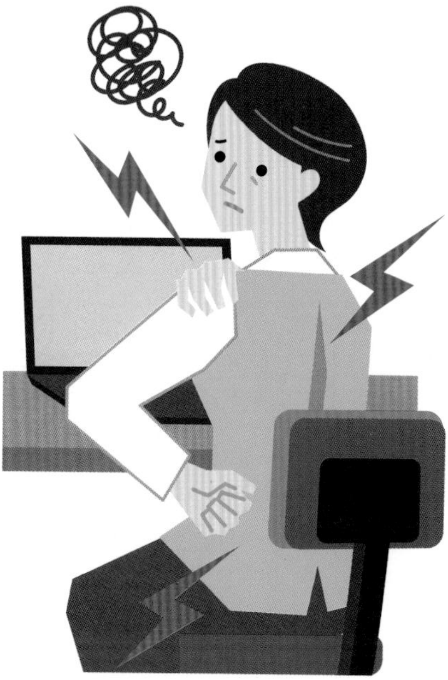

後記

大家現在對「關節修復運動」有什麼樣的想法呢？和鍛鍊體幹的運動比起來，這套運動方法對身體造成的負擔比較少，只要正確完成動作，就能有效改善疼痛並端正姿勢。

關節修復運動是一種對高齡的長輩、小學生、運動選手都有效果的訓練方式。有父母利用它改善了小孩子的成長痛，也有很多人向我報告，他們棒球的球速加快，或高爾夫球的飛行距離增長，讓他們感到非常地開心。

只需要做好一種運動，治療疼痛、改善姿勢或動作等目的就都能實現，這真的是非常容易上手且高CP值的運動。

我很希望能將關節修復運動更加推廣到醫療或照護的復健治療領域上。身為一名物理治療師，在擔任復健治療工作的過程中，我看過很多因為復健不順利而必須依靠輪椅生活的人，或是只因為稍微跌倒就變得不能像以前一樣順暢走路的人，也有因為運動傷害而無法重回競賽、放棄競技的人。我知道，有很多情況是光靠以往的復健方法沒辦法改善的。

可是，如果能夠針對保護關節的肌肉來做重點訓練，在短時間內，甚至是幾乎不給身體造成負擔的情況下，就能產生效果。即使是高齡者或受傷的人都能輕鬆地操作。而且，如果被照護者能夠自己支撐起身體，就算只有一點點，對照護的人來說也能減輕極大的負擔。能快點讓身體動起來、快點出院的話，對社會和國家甚至對家人來說都只有好處。

「人的身體裡具有無限可能性！」

「不管從幾歲開始都能讓身體復活！」

如果實踐關節修復運動的人能夠萌生這樣的念頭，對我來說，真的沒有比這個更高興的事了。

我衷心希望自己研發的這套運動方法，能夠成為各位後半人生的助力，改善身體的不適、舒適自在地過生活、一輩子都能舒坦的走路與運動。

然後，我要非常感謝「朝日新聞」的尾木和晴先生、大﨑俊明先生，讓我有出版此書的機會。並感謝擔任我的編輯的F企劃，以及讀了我的情報誌後分享經驗談的讀者們，還有協助採訪的各位。

接下來，為了能讓健康的人越來越多，我也會繼續努力下去。

關節修復運動能夠立即見效，請各位現在馬上開始實踐，靠自己掌握身體的不適吧！

笹川大瑛

台灣廣廈國際出版集團
Taiwan Mansion International Group

國家圖書館出版品預行編目（CIP）資料

關節修復自癒運動：10秒伸展，簡單有效！集中鍛鍊偷懶肌肉，解除膝、腰、肩、腳踝、手腕疼痛，延緩關節退化 / 笹川大瑛著；謝孟蓁譯. -- 初版. -- 新北市：蘋果屋, 2020.08
面； 公分
ISBN 978-986-98814-7-0
1.關節 2.肌肉 3.保健常識 4.運動訓練

416.6 109007066

蘋果屋
APPLE HOUSE

關節修復自癒運動

10秒伸展，簡單有效！集中鍛鍊偷懶肌肉，解除膝、腰、肩、腳踝、手腕疼痛，延緩關節退化

作　　者／笹川大瑛
翻　　譯／謝孟蓁
編輯中心編輯長／張秀環
編輯／許秀妃
封面設計／曾詩涵
內頁排版／菩薩蠻數位文化有限公司
製版・印刷・裝訂／東豪・弼聖・秉成

日方工作人員
攝　　影／片山菜緒子（朝日新聞出版寫真部）
插　　圖／RISAKO
髮　　妝／伊藤佳奈（Bliss）
模 特 兒／水瀨彩乃（SATORU JAPAN）
設　　計／彈設計事務所
編 輯・文／F企劃
協　　力／PROPS NOW
服裝協助／suria（Intertec）

行企研發中心總監／陳冠蒨
媒體公關組／陳柔彣
綜合業務組／何欣穎

發 行 人／江媛珍
法律顧問／第一國際法律事務所 余淑杏律師・北辰著作權事務所 蕭雄淋律師
出　　版／蘋果屋
發　　行／蘋果屋出版社有限公司
地址：新北市235中和區中山路二段359巷7號2樓
電話：（886）2-2225-5777・傳真：（886）2-2225-8052

代理印務・全球總經銷／知遠文化事業有限公司
地址：新北市222深坑區北深路三段155巷25號5樓
電話：（886）2-2664-8800・傳真：（886）2-2664-8801
郵政劃撥／劃撥帳號：18836722
劃撥戶名：知遠文化事業有限公司（※單次購書金額未達1000元，請另付70元郵資。）

■出版日期：2020年08月
ISBN：978-986-98814-7-0
■初版2刷：2021年04月
版權所有，未經同意不得重製、轉載、翻印。

HIZA・KOSHI・KATA NO ITAMI GA TORERU！KANTORE VISUAL BAN
Copyright ©2019 Hirohide Sasakawa
All rights reserved.
Originally published in Japan in 2019 by Asahi Shimbun Publications Inc.
Traditional Chinese translation rights arranged with Asahi Shimbun Publications Inc., Tokyo through Keio Cultural Enterprise Co.,Ltd., New Taipei City.